消化器ナーシング 2019 春季増刊

先輩が教える"現場のヒント"が満載！

＼図解でイメトレ！／

消化器 **外科・内科** 病棟

はじめてさんのケアマニュアル

監修
東邦大学医療センター大橋病院 外科 主任教授
斉田芳久

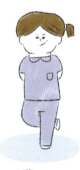
先輩ナース
ヨシ美

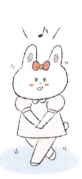
はじめてナース
らび子

MC メディカ出版

はじめに

　本増刊は、"消化器ナーシング"として、消化器外科だけでなく消化器内視鏡検査・治療を中心とした内科的治療も取り上げる内容へリニューアルしてから初めての増刊号として、編集委員・編集部としても雑誌の方向性を位置づけるものと認識し、全国の外科・内科ドクターやナースの皆さまにご協力いただき、総力を挙げて完成させた自信作です。

　内容としては、これから主に消化器外科・内科病棟に配属されるナースをターゲットに、病棟業務を行ううえで身につけておくべき知識を広く解説した保存版です。「イメージトレーニング」をキーワードとして、消化器の解剖や疾患・治療といった基礎知識から、病棟で行われる日常的なケアの方法まで、豊富な写真やイラストとともに具体的に紹介しているほか、「イレギュラーなケースへの対応」など教科書には載っていない実現場からのヒントが満載です。

　「消化器病棟に配属されたけど、何から勉強すればいい？」と迷っているナースには、病棟業務全般のイメージを掴んでもらい、消化器病棟の看護師として少しでも安心なスタートを切っていただくための要素が詰まっています。また、すでに消化器病棟で働いているナースにとっても今一度知識を再確認したり、いっそうレベルの高い知識を身につけたりできる内容になっていると思います。

　かわいいイラストも多く、非常に理解しやすい内容になっていると思います。ぜひ全国の消化器病棟のナースの皆さまの愛読書にしていただきたいと思います。

東邦大学医療センター大橋病院 外科 主任教授

斉田芳久

図解でイメトレ！消化器外科・内科病棟 はじめてさんのケアマニュアル

先輩が教える"現場のヒント"が満載！

監修 東邦大学医療センター大橋病院 外科 主任教授 **斉田芳久**

はじめに ・・・・・・・・・・・・・・・・・・・・・・・・・・ 3
特別企画 重ねて覚える！消化器解剖クリアシートの使いかた ・・・・・・ 6

第1章｜みてみよう！消化器の解剖とはたらき

1. 食道の解剖とはたらき ・・・・・・・・・・・・・・ 8
   庄野 孝（熊本大学大学院）ほか
2. 胃の解剖とはたらき ・・・・・・・・・・・・・・ 13
   三上達也（弘前大学医学部附属病院）
3. 大腸の解剖とはたらき ・・・・・・・・・・・・・・ 17
   桑井寿雄（独立行政法人国立病院機構 呉医療センター 中国がんセンター）
4. 肝臓の解剖とはたらき ・・・・・・・・・・・・・・ 22
   杉本博行（小牧市民病院）
5. 胆道の解剖とはたらき ・・・・・・・・・・・・・・ 27
   瀧藤克也（社会福祉法人恩賜財団済生会有田病院）
6. 膵臓の解剖とはたらき ・・・・・・・・・・・・・・ 32
   孝田博輝（愛知県がんセンター中央病院）

第2章｜やってみよう！消化器病棟の日常的ケア

1. ベッドまわりの環境整備 ・・・・・・・・・・・・・・ 38
2. 手術前後のケア ・・・・・・・・・・・・・・ 43
3. 内視鏡治療・検査前後のケア ・・・・・・・・・・・・・・ 49
4. チューブ・ドレーンの管理 ・・・・・・・・・・・・・・ 54
   今村美紀（独立行政法人国立病院機構京都医療センター）ほか
5. 栄養チューブの管理 ・・・・・・・・・・・・・・ 60
6. 食事指導 ・・・・・・・・・・・・・・ 64
   三ツ井香菜（東邦大学医療センター大橋病院）
7. 創部の管理 ・・・・・・・・・・・・・・ 69
8. 疼痛の管理 ・・・・・・・・・・・・・・ 74
9. 離床支援 ・・・・・・・・・・・・・・ 79
   阿部麻夏（新潟大学医歯学総合病院）ほか
10. 呼吸訓練 ・・・・・・・・・・・・・・ 83
11. 排便の管理 ・・・・・・・・・・・・・・ 88
    松宮朱美（大阪大学医学部附属病院）
12. ストーマケア ・・・・・・・・・・・・・・ 92
13. せん妄のケア ・・・・・・・・・・・・・・ 97
    尾崎愛香（国立研究開発法人国立がん研究センター中央病院）ほか

消化器ナーシング
2019 春季増刊

CONTENTS

14. 血糖の管理 102
15. 鎮痛薬と副作用のケア 106
16. 退院前の準備 110
    桑原恵美（愛知県がんセンター中央病院）ほか

第3章｜おぼえよう！消化器のアセスメント

1. 食道のアセスメント 116
   庄野 孝（熊本大学大学院）ほか
2. 胃のアセスメント 122
   三上達也（弘前大学医学部附属病院）
3. 大腸のアセスメント 128
   桑井寿雄（独立行政法人国立病院機構 呉医療センター 中国がんセンター）
4. 肝臓のアセスメント 135
   杉本博行（小牧市民病院）
5. 胆道のアセスメント 142
   宇山直樹（兵庫医科大学）
6. 膵臓のアセスメント 149
   孝田博輝（愛知県がんセンター中央病院）

第4章｜しっておこう！消化器の疾患と治療

1. 食道の良性疾患と治療 158
2. 食道の悪性疾患と治療 165
   畑 啓昭（独立行政法人国立病院機構京都医療センター）
3. 胃の良性疾患と治療 171
4. 胃の悪性疾患と治療 178
   二渡信江（東邦大学医療センター大橋病院）ほか
5. 大腸の良性疾患と治療 184
6. 大腸の悪性疾患と治療 192
   志田 大（国立研究開発法人国立がん研究センター中央病院）ほか
7. 肝臓の良性疾患と治療 197
8. 肝臓の悪性疾患と治療 204
   永井英成（東邦大学医療センター大森病院）
9. 胆道の良性疾患と治療 210
10. 胆道の悪性疾患と治療 219
    滝沢一泰（新潟大学大学院）ほか
11. 膵臓の良性疾患と治療 226
12. 膵臓の悪性疾患と治療 233
    夏目誠治（愛知県がんセンター中央病院）

特別企画 重ねて覚える！消化器解剖クリアシート ..... 巻末綴じ込み

表紙・本文デザイン　株式会社くとうてん
本文イラスト　中村恵子／姫田直希／福井典子／藤井昌子／Meppelstatt

消化器ナーシング 2019年春季増刊特別企画

重ねて覚える！消化器解剖クリアシートの使いかた

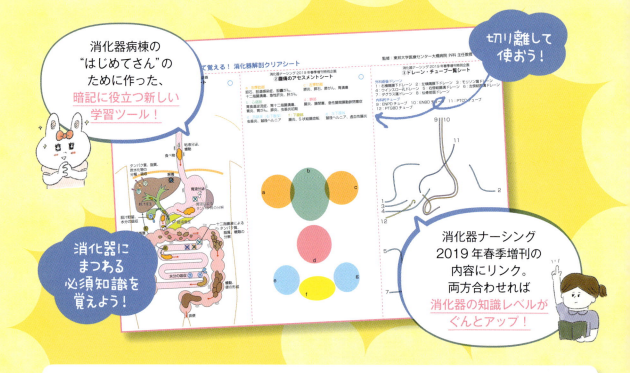

消化器病棟の"はじめてさん"のために作った、**暗記に役立つ新しい学習ツール！**

切り離して使おう！

消化器にまつわる**必須知識を覚えよう！**

消化器ナーシング2019年春季増刊の内容にリンク。両方合わせれば**消化器の知識レベルがぐんとアップ！**

切り離して、好きなシートを重ねるだけ！使いかたは4パターン！

パターン①	パターン②	パターン③	パターン④
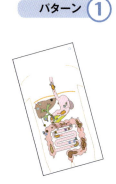	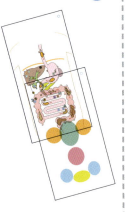	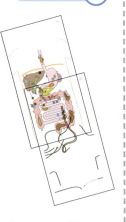	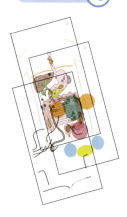
「①消化・吸収のはたらきシート」を見て、食べ物が消化されるまでの流れと各臓器のはたらきを知ろう！	①のシートに「②腹痛のアセスメントシート」を重ねて、腹痛の原因となる臓器の位置と疾患を覚えよう！	①のシートに「③ドレーン・チューブ一覧シート」を重ねて、ドレーンやチューブの留置部位と、排出されうる体液を覚えよう！	①のシートに②③を重ねて、「その腹痛の部位は、このドレーンと関係しているかも？」など、ワンランク上の知識につなげよう！

第1章

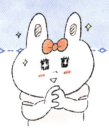

\ みてみよう！/
消化器の解剖とはたらき

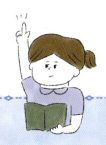

第1章 | みてみよう！消化器の解剖とはたらき

1. 食道の解剖とはたらき

 共通

熊本大学大学院生命科学研究部（医学系）消化器内科学 助教　庄野 孝
同　脇 幸太郎

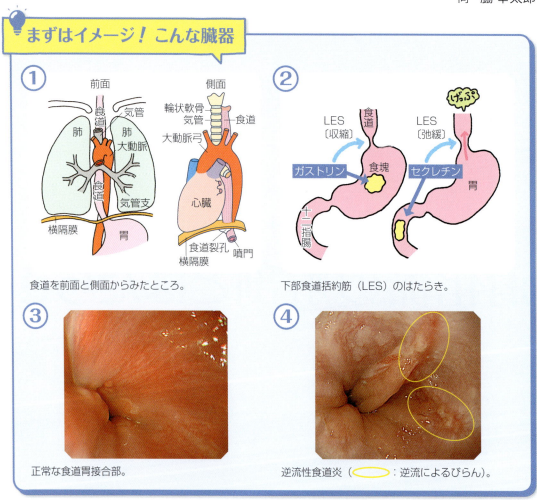

① 食道を前面と側面からみたところ。
② 下部食道括約筋（LES）のはたらき。
③ 正常な食道胃接合部。
④ 逆流性食道炎（◯：逆流によるびらん）。

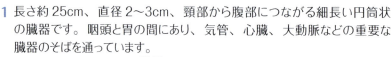

食道ってこんな臓器！

1 長さ約25cm、直径2〜3cm、頸部から腹部につながる細長い円筒状の臓器です。咽頭と胃の間にあり、気管、心臓、大動脈などの重要な臓器のそばを通っています。
2 口から入った食べ物を、蠕動運動で胃まで運びます。
3 食道と胃のつなぎ目（食道胃接合部）にある下部食道括約筋のはたらきで、胃から食べ物や胃酸が逆流することを防ぎます。
4 下部食道括約筋のはたらきが弱くなると、胃から逆流が起こり、逆流性食道炎を引き起こします。

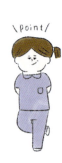

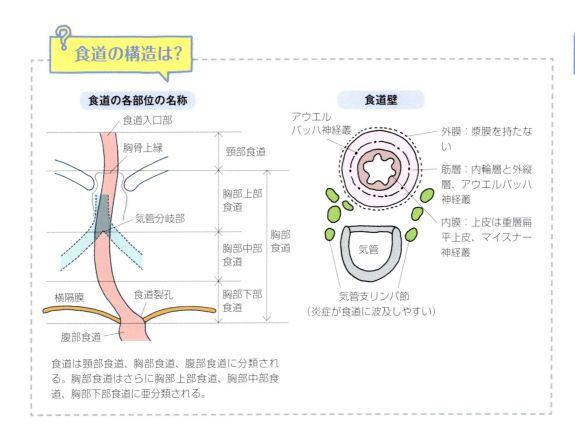

1. 食道の位置

　食道は長さ約25cm、直径2〜3cmの筋性の管で、口側は咽頭に、肛門側は胃につながっています。歯列から食道各部位までの距離は、食道入口部までが約15cm、食道下端までが約40cmとなっています。「図 食道の各部位の名称」に示すように、**頸部、胸部上部、胸部中部、胸部下部、腹部と5つの部位に分類されます**。

　頸部食道〜胸部上部食道では、前後を気管と椎骨にはさまれており、胸部中部食道〜下部食道では大動脈および心臓と接しながら下行し、胃へと到達します。また、食道には解剖学的に**3つの生理的狭窄があります（①食道入口部、②大動脈交差部、③横隔膜通過部）**。ここで異物が詰まることが多く、重要な部位です。

2. 食道の形状・構造

　食道の壁構造は、内膜、筋層、外膜の3層からなります。胃や小腸、大腸は腹膜（漿膜）に包まれていますが、食道には漿膜はなく、代わりに薄くてまばらな外膜があります。このため、食道の炎症が周囲の縦隔に波及しやすかったり、食道がんの浸潤が周囲組織に起こりやすくなっています。

　食道の粘膜は重層扁平上皮で覆われており、**粘膜下には食道腺という粘液腺が存在しています**。また、ほかの消化管と同様に、食道壁内にもアウエルバッハ神経叢などの自律神経叢があり、蠕動運動などを担っています。

食道のはたらきは?

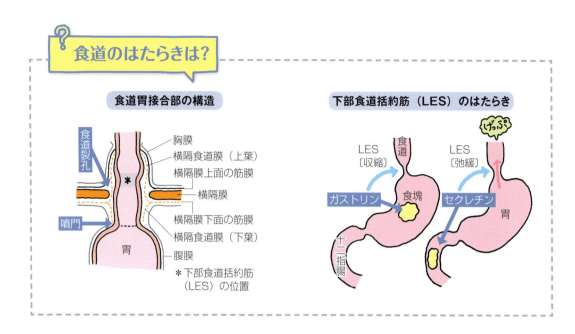

3. 食道と「消化」の関係

食道自体に**消化や吸収のはたらきはありません**。食道壁内に存在する食道腺は、消化酵素は分泌せず、粘液だけを分泌します。口から入った食べ物や液体を蠕動運動で胃内へと運び、胃で消化が行われます。

4. 消化以外のはたらき

食道には、**胃に入った食べ物の逆流を防ぐはたらきがあります**。食道裂孔（食道の横隔膜貫通部）のやや上部に、食道を輪状に囲んでいる下部食道括約筋（lower esophageal sphincter；LES）があります。胃内に食べ物が入ると、胃の粘膜からガストリンという消化管ホルモンが分泌されます。この消化管ホルモンにより、胃酸が分泌されると同時に下部食道括約筋が収縮し、食べ物の逆流を防ぐしくみになっています。

想定外POINT！

食道静脈の下方は、左胃静脈を介して門脈とつながっています。そのため、肝硬変のような門脈圧が上昇している患者さんでは、食道静脈瘤が形成され、進行すると破裂して大量吐血する場合があります。食道静脈瘤は胃カメラ（上部消化管内視鏡検査）で診断でき、破裂する前に予防的な止血術を行うこともできます。多量飲酒者やウイルス性肝炎患者さんには、胃カメラを受けたことがあるか、確認するようにしましょう。

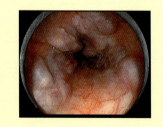

消化が進み食べ物が十二指腸まで到達すると、次は十二指腸からセクレチンという消化管ホルモンが分泌されます。この消化管ホルモンは、**膵液を分泌させると同時に下部食道括約筋を弛緩させます**。その際に、胃内の余分な空気が曖気（げっぷ）として出ていきます。

だから、食道の機能が落ちると…

1 消化・吸収には影響なし！

食道自体に消化や吸収のはたらきはないため、**消化や吸収に影響はありません**。

2 括約筋の機能が弱まると逆流しやすい！

下部食道括約筋の機能が低下した場合、または胃がんに対する術式の一つである噴門側胃切除術などの手術で下部食道括約筋が切除されると、**胃酸や十二指腸液（膵液、胆汁）の逆流が起こりやすく**なり、逆流性食道炎となります。症状としては、胸やけ、呑酸（のどや口の中がすっぱくなること）などがあります。

下部食道括約筋の機能を低下させる原因として、喫煙、肥満、右側臥位などが報告されています。そのほか、食道と胃のつなぎ目が胸部側に出ている（滑脱型食道裂孔ヘルニア）場合や、アルコールの多量摂取、高脂肪食なども逆流症状を起こりやすくさせるといわれています。

治療には、**生活習慣の改善**を行い、それが無効な場合には**胃酸を抑える薬**（プロトンポンプ阻害薬など）が使われます。

先輩のこっそりPOINT！

逆流性食道炎は、薬物療法以外にも生活習慣を変えることが有効といわれています。まず姿勢に関しては、食後1～2時間は横にならない、寝るときは頭側を10～20cm程度高くするといった工夫で、胃からの逆流が起こりにくくなるといわれています。さらに、腹圧が高いと逆流が起こりやすくなるため、ダイエット（減量）も有効とされています。薬物療法だけでは症状の改善が得られない患者さんには、生活習慣の確認・指導も行いましょう。

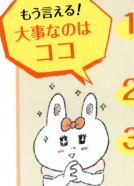

もう言える！大事なのはココ

1. 食道は咽頭と胃をつなぐ25cmほどの長さの管で、ほかの消化管と比べて壁が薄いため、炎症の波及やがんの浸潤が起こりやすいです。

2. 食道自体に消化や吸収のはたらきはありません。

3. 下部食道括約筋は、胃内容物の逆流を防止しています。機能が落ちたり、食道ヘルニアがあると逆流が起こりやすくなり、逆流性食道炎を引き起こします。

引用・参考文献

1) 松村讓兒. イラスト解剖学. 第4版. 東京, 中外医学社, 2004, 681p.
2) Frank H, Netter. 相磯貞和訳. ネッター解剖学アトラス. 原書第5版. 東京, 南江堂, 2011.
3) 新井冨生. 食道の解剖用語. 胃と腸. 52（5）, 2017, 528-30.
4) 日本消化器病学会編. 胃食道逆流症（GERD）診療ガイドライン2015. 東京, 南江堂, 2015, 164p.

第1章 | みてみよう!消化器の解剖とはたらき

2. 胃の解剖とはたらき

 共通

弘前大学医学部附属病院 光学医療診療部 准教授　三上達也

まずはイメージ！こんな臓器

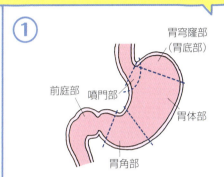

① 食道と十二指腸をつなぐ袋状の臓器です。

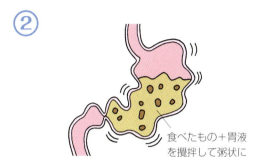

② 入ってきた食べ物と胃液を混ぜて粥状にします。

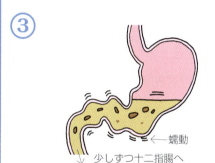

③ 食べ物を蠕動運動により少しずつ十二指腸へ送ります。

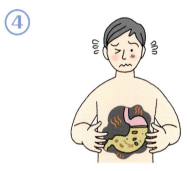

④ 蠕動運動が弱まると、胃もたれなどが起こります。

胃ってこんな臓器！

1. 左上腹部にある臓器で、管状の食道と十二指腸とをつなぐ袋状の臓器です。
2. 食道を通って入ってきた食べ物を、一時的に胃内に蓄え、胃液と混ぜて粥状にします。
3. タンパク質を分解し、粥状になった食べ物を蠕動運動により少しずつ十二指腸に送り出します。
4. 蠕動運動が弱まると、胃がもたれるなどの症状が出ます。

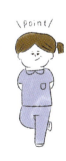

胃の構造は?

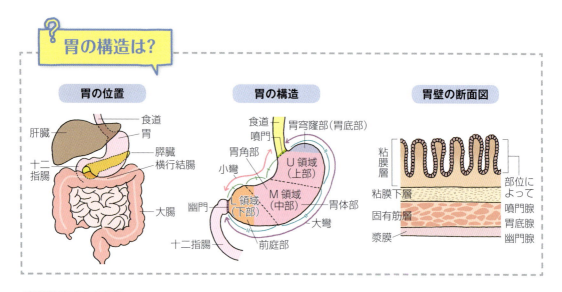

1. 胃の位置

食道と十二指腸の間にあり、腹腔内に存在します。周囲には肝臓、膵臓、横行結腸などがあります。

2. 胃の形状・構造

噴門部・穹窿部（胃底部）・胃体部・幽門部と便宜的に分類しますが、明瞭な境界線があるわけではありません。実臨床では、**胃体部の折れ曲がっている部分を胃角部と呼ぶ**ことも多いです。食道との接合部である噴門部と、十二指腸との移行部である幽門輪（胃の出口）が狭くなっている袋状の臓器です。

組織学的には、表層から粘膜層・粘膜下層・固有筋層・漿膜に分かれています。粘膜層には、部位に応じて噴門腺（噴門部）・胃底腺（胃底部・胃体部）・幽門腺（幽門部）という分泌腺があります。**噴門腺からは粘液**が、**胃底腺からは粘液のほかペプシノーゲンと塩酸**が、**幽門腺からは粘液のほかガストリンというホルモン**が分泌されます。

3. 胃と「消化」の関係

幽門輪が狭くなっていることにより、食べ物が一気に十二指腸に流れ込まないようにして、胃内に一時的に蓄えます。胃内で食べ物を攪拌することにより、**粥状にして、小腸で消化・吸収しやすいようにします**。胃底腺から分泌されたペプシノーゲンは、塩酸で活性化され、ペプシンという酵素に変わり、タンパク質を分解します。

4. 消化以外のはたらき

食べ物に含まれる細菌をpH1.0〜2.0と強い酸性の塩酸（胃酸）で殺菌し、腐敗を防ぎます。また、粘液を産生し、胃酸で胃粘膜が攻撃を受けないように守ります。そのため、NSAIDs（鎮痛薬として用いられる非ステロイド性抗炎症薬）を服用すると**粘液の産生が低下することにより、胃**

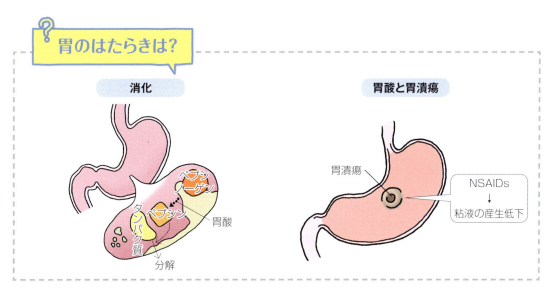

潰瘍ができやすくなります。十二指腸の消化の程度に合わせて、蠕動運動により少しずつ食べ物を十二指腸に送り出します。

胃底腺領域にある壁細胞からは、ペプシノーゲンのほかに内因子という糖タンパクが分泌されます。ビタミン B_{12} はこの内因子と結合することによって、回腸末端から吸収されます。内因子と結合しなければ、どんなにビタミン B_{12} を摂取しても吸収されないので、ビタミン B_{12} 欠乏による巨赤芽球性貧血が生じます。

胃を全摘すると内因子もなくなるので、術後、数年経ってからの巨赤芽球性貧血の発症にも注意が必要です。

だから、胃の機能が落ちると…

1 蠕動運動の低下や胃もたれなどが生じる！

ストレスなどで交感神経が副交感神経より優位になると、胃の蠕動運動が低下します。そのほか、副交感神経が抑制され胃の蠕動運動が抑えられる薬剤を服用すると、**胃もたれなどの症状が出やすくなります**。

2 鎮痛薬を用いると胃潰瘍ができやすい！

鎮痛薬としてよく用いられる NSAIDs は、胃酸から胃粘膜を守る粘液の産生を低下させるので、胃酸とのバランスが崩れて胃潰瘍ができやすい状態になります。**ひどい場合には、胃潰瘍から出血する**こともあるため、注意が必要です。

3 ダンピング症候群が起こりやすい！

幽門輪を含む胃切除後では、食べたものが一気に十二指腸に流れ込むことになります。そのため、食後20〜30分経つと発汗、動悸、めまいを生じる**早期ダンピング症候群**、食後2〜3時間経つと主に低血糖による冷汗やめまいなどを生じる**後期ダンピング症候群**が起こりやすくなります。

また、食べ物が粥状にならないので、小腸での消化・吸収が不十分になり、**下痢あるいは体重減少**がみられます。

先輩のこっそりPOINT！

胃切除後の患者さんは、ダンピング症候群を防ぐためにも術前と同じようには食べられなくなります。術前は1日3回満足に食事を摂っていた患者さんも、術後には1日5〜6回に分けて少しずつ食べることが大切になります。

不満に思ったり、落ち込んだりする患者さんもいると思われますが、「好きなものをよく噛んで、少しずつ味わって食べてね」と励ましてみてはいかがでしょうか。

もう言える！大事なのはココ

1 胃は、一時的に胃内に食べ物を蓄えて、胃液と攪拌して粥状にします。

2 十二指腸の消化の程度に合わせて、粥状になった食べ物を蠕動によって徐々に十二指腸に送り出します。

3 NSAIDsの服用は粘液の産生を低下させるため、胃潰瘍ができやすくなります。

4 幽門輪を含む手術では、食べ物を蓄える機能が失われるので、（早期・後期）ダンピング症候群にならないよう、食事を少量ずつ1日5〜6回に分けて摂取する必要があります。

第1章 | みてみよう！消化器の解剖とはたらき

3. 大腸の解剖とはたらき

独立行政法人国立病院機構 呉医療センター 中国がんセンター消化器内科 内視鏡センター長　桑井寿雄

まずはイメージ！こんな臓器

①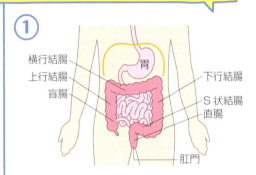

全長1.5～2mの管腔臓器です。

②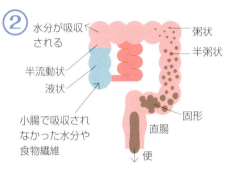

残渣物から水分や電解質を吸収し、固形便を作ります。

③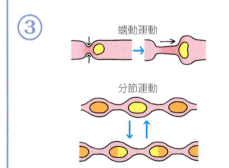

蠕動運動や分節運動などを行います。

④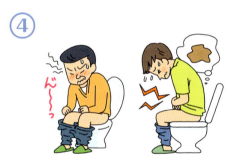

機能低下から、便秘や下痢などが起こることがあります。

大腸ってこんな臓器！

1. 全長1.5～2mの管腔臓器で、盲腸、上行結腸、横行結腸、下行結腸、S状結腸、直腸、肛門からなります。
2. 消化作用はほとんどなく、残渣物から水分や電解質を吸収して固形便を作り、肛門から排出させます。
3. 蠕動運動、分節運動、逆蠕動運動があり、大腸内容物を移送させたり攪拌したりします。
4. 大腸の吸収や運動が悪くなると、便秘や下痢などの症状を引き起こします。

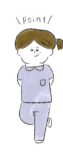

大腸の構造とはたらきは？①

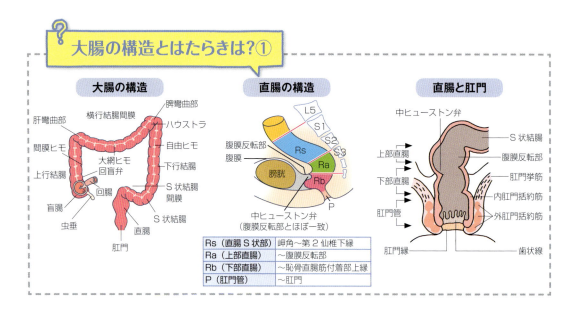

1. 大腸の位置

　大腸は消化管の最終部で、小腸から続いて右下腹部から始まり、お腹の中を**小腸を囲むようにぐるりと大きく時計回りに回って肛門につながります**。全長は1.5～2m、内径は5～8cm（小腸の約2倍）の管腔臓器で、盲腸、上行結腸、横行結腸、下行結腸、S状結腸、直腸、肛門からなります。

　上行結腸と横行結腸の移行部は、肝右葉下面で屈曲しており、この部分を肝彎曲部といいます。横行結腸と下行結腸の移行部は、脾臓近くで屈曲しており、この部分を脾彎曲部といいます。これらのなかで、**盲腸、上行結腸、下行結腸は後腹膜に固定**されています。一方で**横行結腸とS状結腸は腸間膜により固定**されており、可動性があります（図 大腸の構造）。

　直腸は岬角から肛門までで、さらに直腸S状部、上部直腸、下部直腸に分けられます（図 直腸の構造）。肛門管は恥骨直腸筋付着部上縁から肛門縁までで、内肛門括約筋、外肛門括約筋、肛門挙筋に囲まれているため、通常は閉じています（図 直腸と肛門）。

2. 大腸の構造

　回腸から盲腸への移行部は回盲部といい、回盲弁（バウヒン弁）で通じています。バウヒン弁は上下の襞でできており、逆流を防いでいます。また、盲腸の下方内側やや後方には虫垂が開口しています。

　盲腸から下行結腸まで、縦走筋の肥厚で構成される**3条の結腸ヒモ（間膜ヒモ、自由ヒモ、大網ヒモ）でつながれており**、その収縮によって結腸膨隆（ハウストラ）が形成されます。これは内腔側からは内視鏡で半月ヒダとして観察されます。また、大腸には小腸でみられる輪状ヒダや絨毛はありません。管腔内面は平滑で、陰窩が多く発達しています（次ページ：図 大腸の解剖）。

　直腸には結腸ヒモやハウストラはなく、内面に3つの直腸横ヒダ（ヒューストン弁）があります。

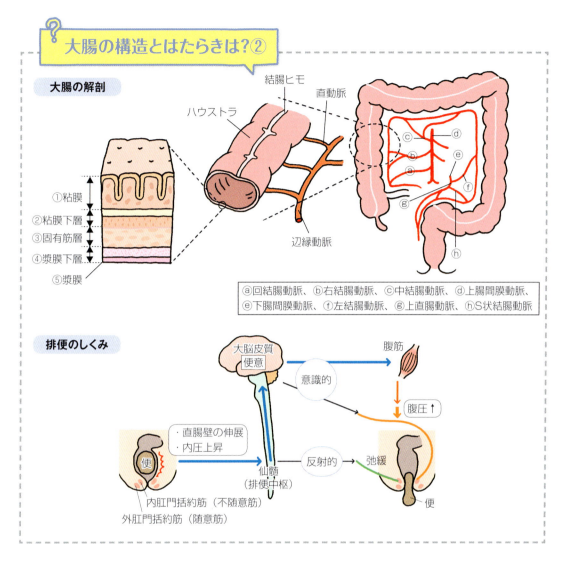

　これは**注腸検査や内視鏡検査のときに解剖学的な位置の目安**となり、中ヒューストン弁は腹膜反転部の高さにほぼ一致します（前ページ：図 直腸の構造）。

　肛門管の下部には歯状線があり、それより口側は単層円柱上皮、肛門側は重層扁平上皮で覆われています（前ページ：図 直腸と肛門）。

3. 大腸と「消化」の関係

　大腸には消化作用はほとんどありませんが、消化の難しい食物繊維などを**腸内細菌による発酵作用で分解吸収**しています。

4. 消化以外のはたらき

　大腸の最も重要なはたらきは、残渣物から水分や電解質を吸収して固形便を作り、肛門から排出させることです。**水分の吸収は、主に上行結腸と横行結腸で行われます**。一方で、**便は通常、下行結腸とＳ状結腸に貯留されています**。

大腸は蠕動運動、分節運動、逆蠕動運動により、**大腸内容物を移送させたり攪拌したりします**。また、大腸粘膜から分泌される腸液は粘性に富んでおり、内容物の移送を助けています。

　便によりＳ状結腸が伸展すると蠕動運動が起こり、便が直腸に移動します。それにより直腸壁が伸展し、内圧が上昇することで仙髄を介した副交感神経性の直腸肛門反射が起こり、内肛門括約筋（自律神経支配）が弛緩します。同時に仙髄から大脳皮質に信号を送り、便意を感じて排便の準備ができると、意識的に腹筋が収縮して腹圧を上昇させ、外肛門括約筋（随意筋）を弛緩させることで排便に至ります（前ページ：図 排便のしくみ）。

　また、有名な反射に**胃-結腸反射**があります。これは、胃に食べ物が入ると、迷走神経反射により横行結腸からＳ状結腸にかけて大きな蠕動運動が起こって糞便が直腸内に送り込まれ、便意を催すことです。

想定外POINT！　直腸がんなどで肛門を切除した場合には、人工肛門（ストーマ）を造ります。これ以外にも、ひどい腸閉塞を起こしたときや、大腸の手術後に縫合不全が起こったときなど、一時的にストーマを造ることもあります。ストーマには直腸のような排便をコントロールするはたらきがないので、自分の意識とは無関係に便が排出されます。

だから、大腸の機能が落ちると…

1 下痢になる！

　炎症などで大腸のはたらきが悪くなり、水分や電解質の吸収がうまくできなくなると便中の水分量が増えて、固形便を作ることができず、**軟便や水様便、いわゆる下痢になります**。

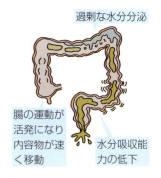

下痢発生のメカニズム

2 便秘になる！

便が腸管内にとどまり、なかなか出ないでいると便秘になります。このときの便は、**長時間の停滞で水分量が減少して、硬くなる**ことが多いです。

便秘には、大腸がんなどによって腸管が狭窄して起こる**器質性**のものと、腸管の蠕動運動の異常による**機能性**のものがあります。機能性便秘には、ストレスをはじめ、旅行など環境の変化による急性便秘と慢性便秘があります。さらに慢性便秘はその原因により弛緩性便秘、けいれん性便秘、習慣性便秘に分けられます。

便秘発生のメカニズム

- 結腸のはたらきが鈍くなる →弛緩性便秘
- 大腸がんなどができて腸が狭窄する →器質性便秘
- けいれんなどが原因で腸が細くなる →けいれん性便秘
- 我慢することで便が直腸にたまる →習慣性便秘

3 便失禁を起こすこともある！

排便の機能がうまくはたらかないと、便失禁を起こします。原因として、加齢による**肛門括約筋の機能や直腸の感覚低下**、また**直腸や痔の手術の後遺症**で起こることもあります。

先輩のこっそりPOINT！ 便秘にはさまざまな原因がありますが、薬剤による影響もかなり多いです。特にモルヒネや抗コリン薬、抗うつ薬や抗精神病薬などは有名なので覚えておきましょう。最近は新しい薬も出てきているので、慢性便秘で悩んでいる患者さんがいたら、諦めず専門医に相談してみるよう勧めてみましょう。

もう言える！大事なのはココ

1. 大腸には消化作用はほとんどなく、主なはたらきは残渣物から水分や電解質を吸収して固形便を作り、肛門から排泄させることです。
2. 排便は自律神経支配である反射的な内肛門括約筋の弛緩と、意識的な腹筋の収縮や随意筋である外肛門括約筋の弛緩によって起こります。
3. 水分や電解質の吸収がうまくできなくなると、便中の水分量が増えて下痢になります。腸管の動きが悪くなると、便が腸管内にとどまって便秘になります。

第1章 | みてみよう！消化器の解剖とはたらき

4. 肝臓の解剖とはたらき

 共通

小牧市民病院 消化器外科部長　杉本博行

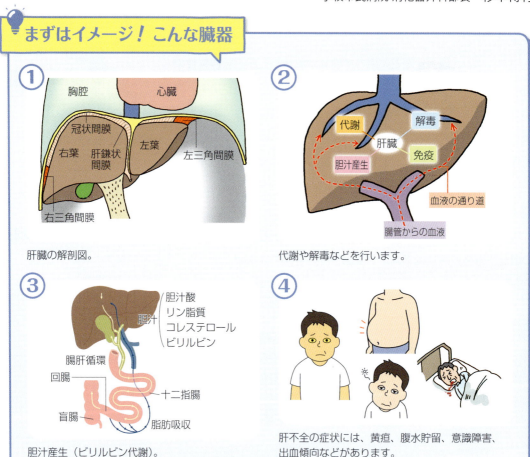

肝臓ってこんな臓器！

1. 人体最大の臓器で約1,000〜1,500g、体重の約50分の1の重量です。正常の場合は、軟らかい臓器です。
2. 代謝の中心臓器です。炭水化物、タンパク質、脂質の代謝を担います。また、アルコールや薬物などの解毒も行います。
3. 胆汁を産生します。胆汁にはビリルビン、胆汁酸、リン脂質、コレステロールなどが含まれ、脂肪の吸収を助けます。
4. 肝機能が高度に障害されると、黄疸、腹水貯留、意識障害、出血傾向などが出現します。肝不全は致命的な状態です。

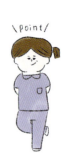

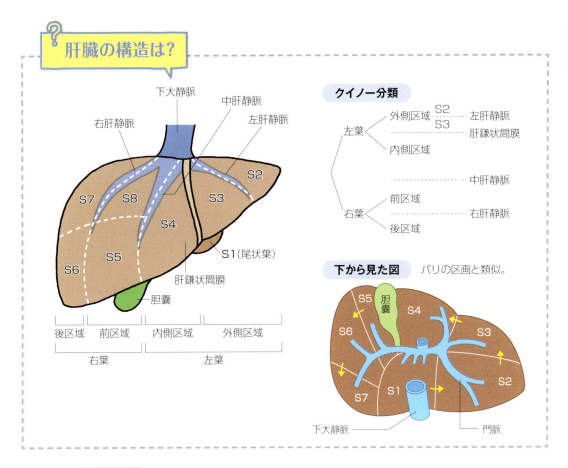

1. 肝臓の位置

肋骨に囲まれ、横隔膜下にあり、肝鎌状間膜、冠状間膜、三角間膜で固定されています。胎生期の臍静脈の遺残物である肝円索が門脈左枝に合流しています。背側には下大静脈が、肝下面には胆嚢があります。背面で副腎と接しており、足側に腎臓があります。

2. 肝臓の形状・構造

右葉と左葉に分かれます。左葉は外側区域と内側区域に分かれ、外側区域と内側区域の間には肝鎌状間膜があります。左葉と右葉の境界に胆嚢があります。右葉は前区域と後区域に分かれます。また、下大静脈を取り囲むように尾状葉があります。

肝臓は**門脈と肝動脈の二重の血管支配を受けます**。門脈血と肝動脈血は類洞に流れ、ここで肝細胞との間で物質交換が行われます。胆汁は肝細胞で作られ、毛細胆管に分泌されます。肝臓の外では門脈、肝動脈、胆管は肝十二指腸間膜内を並走し、肝門部で左右に分岐して肝内に入っていきます。肝内ではグリソン鞘の中を一緒に走行します。

3. 肝臓と「消化」の関係

腸で吸収された**炭水化物やタンパク質、脂肪などの栄養素は肝臓に運ばれて代謝されます**。炭水化物はブドウ糖に分解されて吸収され、グリコーゲンへと合成されます。合成されたグリコーゲン

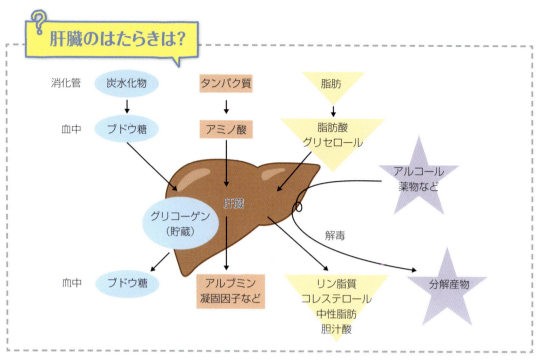

はエネルギー源として肝臓に蓄えられ、必要に応じてブドウ糖として血中に放出されます。

　また、タンパク質はアミノ酸に分解されて吸収され、アルブミンや凝固因子などへと合成されます。脂肪は遊離脂肪酸とグリセロールに分解されて吸収されます。肝臓では、脂肪酸の合成・分解のほか、コレステロールやリン脂質の合成が行われます。また、<mark>脂肪の分解・吸収に必要な胆汁が産生されます</mark>。

4. 消化以外のはたらき

　重要なはたらきとして**解毒作用**があります。肝細胞ではさまざまな物質を毒性の少ない物質に変え、胆汁中や尿中に排泄できるようにします。たとえば、腸管内の細菌により産生されたアンモニアは、肝臓で尿素に変えられ尿中に排泄されます。また、類洞にはクッパー細胞が存在し、門脈から肝内に侵入した細菌や異物を貪食し除去します。

　ビリルビン代謝も重要なはたらきです。赤血球の老化・破壊から生じたヘムの最終産物がビリルビンですが、肝細胞に取り込まれ胆汁中に排泄されます。

> **想定外 POINT！**
>
> 　小腸や大腸などの腹腔内臓器の血液は、門脈に集まり肝臓へ流れます。肝臓に流入した血液は、類洞を通り肝静脈へと流出します。肝臓は血液の通り道として重要です。肝硬変になると肝臓内で血液が流れにくくなり、門脈圧が上昇します。その結果、肝臓を通らない血液の通り道（側副血行路）が発達します。胃食道静脈瘤は側副血行路の代表です。また、脾静脈の血流が停滞し脾腫をきたします。脾腫が進行すると、血小板減少や白血球減少の原因となります。

だから、肝臓の機能が落ちると…

1 腹水貯留や意識障害がみられる！

　肝切除が行われると、**切除した大きさの分は一時的に肝機能が低下**します。タンパク質合成能低下による低アルブミン血症は、浮腫や腹水の原因となります。肝臓で作られるタンパク質の一つである凝固因子の減少により、出血傾向を認めることもあります。また、アンモニア排泄能の低下により意識障害が出現することがあります。

2 黄疸の原因となる！

　ビリルビン排泄能の低下は、黄疸の原因となります。肝臓は再生能力が高く、予備能もあるため、正常の肝機能の場合には約70％の肝切除が可能とされていますが、**大量肝切除の場合**には、黄疸がないかどうかに注意して観察する必要があります。また、肝切除以外でも、ウイルス性肝炎や薬剤性肝障害などで肝細胞が障害されると同様の症状が出現します。黄疸、肝性脳症、凝固異常は高度の肝機能不全に基づく臨床徴候です。

3 胃食道静脈瘤破裂や大量腹水の原因となる！

　先に、肝臓は腸管から流れてくる血液の通り道と説明しましたが、肝切除を行うと、この通り道が少なくなることになります。肝硬変で予備能が少ない場合には、**門脈圧亢進症が出現もしくは悪化**し、胃食道静脈瘤破裂や大量腹水の原因となることがあります。

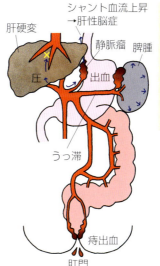

先輩のこっそりPOINT！

脂肪肝は、肝臓の脂肪分解能力を超えた過剰の脂肪・脂肪酸、炭水化物が肝臓に輸送された場合に起こります。肥満は脂肪肝の大敵なので、脂肪を制限するだけではなく、炭水化物の制限も重要です。また、アルコールと糖尿も脂肪肝の原因となるため、禁酒や糖尿のコントロールが重要です。

一方、栄養不足による脂肪肝というものも存在し、膵頭十二指腸切除後にみられることがあります。タンパク質の吸収障害が一因で、消化酵素製剤の内服が必要です。

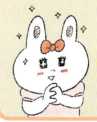

もう言える！大事なのはココ

1 肝臓は代謝の中心の臓器です。炭水化物、タンパク質や脂肪などの栄養素は肝臓で代謝され、生体活動に必要なエネルギーとなったり、生体の構成成分となったりします。

2 肝臓は解毒の役割を果たします。肝機能が障害されると有害物質が体内に貯留します。臨床症状としては黄疸、意識障害や倦怠感などがあります。

3 肝臓は腸管の血液の通り道となります。肝硬変や大量肝切除後には、門脈圧亢進症となることがあります。胃食道静脈瘤や脾腫は、門脈圧亢進症によって発生します。

第1章 | みてみよう!消化器の解剖とはたらき

5. 胆道の解剖とはたらき

社会福祉法人恩賜財団済生会有田病院 消化器病センター・外科 消化器病センター長　瀧藤克也

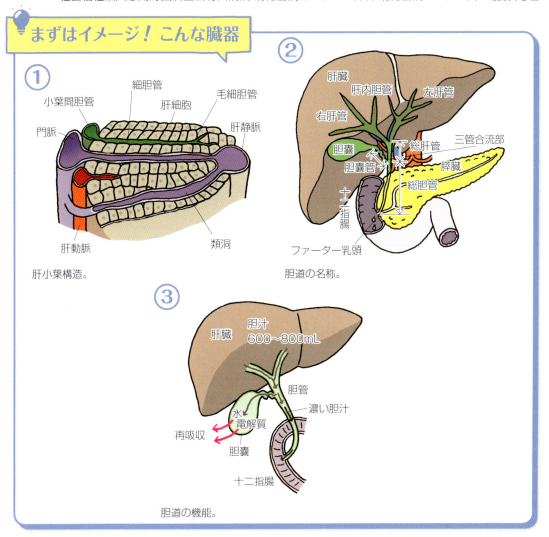

① 肝小葉構造。

② 胆道の名称。

③ 胆道の機能。

胆道ってこんな臓器!

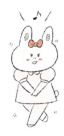

1 胆道とは、肝臓と十二指腸をつなぐ管をいいます。肝細胞に接する毛細胆管から始まり、小さな胆管が合流を繰り返して1本の胆管となり、ファーター乳頭へ開口します。

2 胆管は、肝臓の中にある部分が肝内胆管、肝臓を出てからの部分が肝外胆管に分類されます。肝外胆管は2本の左右の肝管が合流して1本の管となり、十二指腸に至りますが、途中で胆嚢管を介して胆汁を貯留する嚢状の胆嚢を分岐します（三管合流部）。

3 胆道は、肝臓で合成された胆汁を十二指腸まで運ぶはたらきをしています。

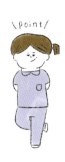

胆道の構造とはたらきは?

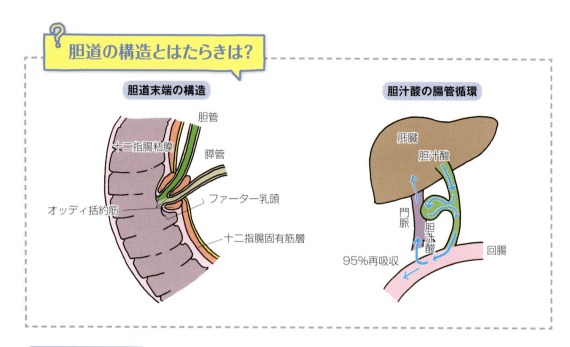

1. 胆道の構造

　肝細胞で合成された胆汁は、2つの肝細胞の間にある毛細胆管に分泌されます。毛細胆管は合流して細胆管（ヘリング管）となり、さらに合流して小葉間胆管としだいに太くなり、最後には右肝管、左肝管になります。**2つの肝管は肝臓の外に出た後に合流して総肝管となります。**

　総肝管はさらに、胆嚢に連続する胆嚢管と合流して総胆管となり、膵臓頭部の背面を貫通して十二指腸壁内で主膵管と合流し、ファーター乳頭を経て十二指腸に開口します。ファーター乳頭にはオッディ括約筋があり、**胆汁の排出を調整する**と同時に**十二指腸内容液が総胆管内に逆流するのを防いでいます**（図 胆道末端の構造）。

　胆嚢は肝下面に固定された長径7〜10cm、短径3〜5cm程度のナスのような形をした袋状の臓器で、胆汁を貯蔵し濃縮します。食べ物が十二指腸まで送られてくると、その刺激で胆嚢が収縮し、**濃縮された胆汁が胆嚢管から総胆管に流出**します。同時にファーター乳頭にあるオッディ括約筋が弛緩して、胆汁がタイミングよく十二指腸内に放出されます。

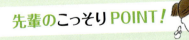
　胆道の呼びかたは川の流れと同様に、下流にいくにしたがい名前が変わります。上流から、毛細胆管→細胆管→小葉間胆管→区域胆管枝→（肝臓外へ）→左肝管・右肝管→総肝管→（胆嚢管が合流：三管合流部）→総胆管→乳頭部胆管となります。健常者では肝外胆管の長さは10〜15cm、太さは総胆管で10mm以下です。

2. 胆道のはたらき

　胆道は**肝臓で合成された胆汁を十二指腸まで運ぶ管**ですが、流れている胆汁は胆汁色素（ビリルビン）による黄色粘稠な液体で、肝臓から1日に600〜800mLが途切れることなく分泌されています。その成分は胆汁酸が67%、リン脂質が22%で、これらの2成分でほぼ90%を占め、コレステロールは約4%、ビリルビンは0.3%と、ごくわずかにすぎません。胆汁酸は食べ物の中の脂肪分を乳化して吸収しやすくする消化液ですが、消化酵素は含んでいません。

　肝臓から常時分泌されている胆汁は途中の胆嚢に蓄えられ、**水分および電解質が再吸収され、およそ5〜10倍に濃縮**されます。食事摂取による迷走神経刺激と十二指腸粘膜から分泌される消化管ホルモン（コレシストキニン）によって胆嚢は収縮し、食べ物の消化吸収に対し濃縮された胆汁が効率よく十二指腸内に排出されます。十二指腸内に排出された胆汁のうち、**胆汁酸はその95%が回腸で再吸収**され、門脈を経由して肝臓に運ばれ再利用されます（前ページ：図 胆汁酸の腸管循環）。

想定外POINT！

　外科手術では、肝外胆管は2本の胆管が合流するまでを肝門部胆管、1本の胆管となってから膵臓の上縁に至るまでを2等分して上部胆管と中部胆管、膵臓の上縁から十二指腸までを下部胆管と分類します（図1）。その理由は、三管合流部の位置は個人差が大きく、膵の背面を貫く部分で合流する場合もあるからです。

　外科手術、特に悪性腫瘍を切除する際は、腫瘍の位置により切除方法（上部胆管は肝葉切除、下部胆管は膵頭十二指腸切除など）を選択します。三管合流部を基準とした分類では腫瘍の位置による術式の選択に混乱が生じるため、前述のような分類としています。

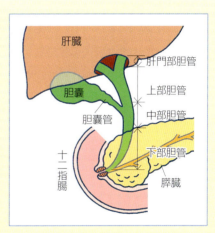

図1 ■ 肝外胆管の分類

だから、胆道の機能が落ちると…

1 胆石が発生する可能性がある！

胆石は胆汁に含まれるコレステロールやビリルビンが結晶となり、大きく硬くなったものです。元々胆嚢は胆汁を貯蔵するとともに濃縮しており、したがって**胆嚢内胆汁はコレステロールとビリルビンの濃度が高く、胆石が形成されやすい状態**になっています。肝臓からのコレステロールの排出が増加し、胆道の機能が低下して胆道内の胆汁の流れがうっ滞し、さらに胆道内の細菌が関与して胆石が形成されます。

胆石は、胆嚢内にできたものを胆嚢結石、肝内の胆管にできたものを肝内胆管結石、肝外胆管にあるものを総胆管結石と呼びます。**有症状の胆嚢結石や肝内胆管結石、総胆管結石は治療の対象**になります。

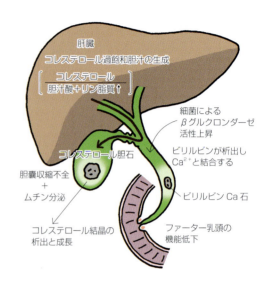

2 閉塞性黄疸（外科的黄疸）が発生する可能性がある！

閉塞性黄疸（外科的黄疸）は、何らかの原因で胆道が細くなったり、胆石やがんで閉塞して胆汁がうまく十二指腸に排出できなくなり、胆道内圧が上昇して**胆汁色素が血液中や組織中に増加して黄疸を呈した状態**です。速やかに胆汁を消化管内に誘導する処置が必要になります。

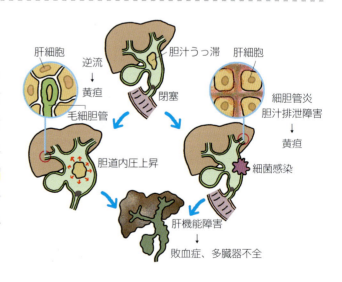

3 膵管胆管合流異常が発生する可能性がある！

胆管内圧は膵管内圧より低く、総胆管と主膵管の合流部がファーター乳頭の括約筋に囲まれる手前に存在すれば、**膵液が共通管を介して総胆管や胆嚢内に逆流する**ことになります。この状態を膵管胆管合流異常と呼びます。

膵液が胆道内に逆流すると、**胆管が拡張し黄疸が出現**したり、**胆道粘膜を傷害して高率にがんが発生**します。若年者で診断が確定した場合は、拡張した胆管の切除と肝管と空腸の吻合を行い、胆道内に膵液が混じらないようにする分流手術が必要です。

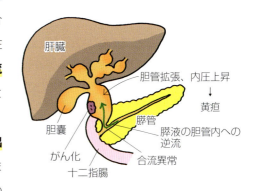

胆嚢を手術で切除すると、胆汁を濃くする作用がなくなり、脂肪が吸収されにくくなるため脂肪性下痢になりやすいといわれています。ただし、一般生活上の不都合は通常の食事では起こりません。

胆嚢や胆管は1層の円柱上皮で覆われ、その外層の筋層は薄く、胆道に炎症（胆嚢・胆管炎）が生じると容易に胆道外に波及します。診断がつきしだい、緊急処置が必要になるのはこのためです。また、胆道にがんが発生すれば薄い壁を介して容易に進行がんとなり、周囲組織に浸潤します。

---

1 胆道は肝臓で生成された胆汁を十二指腸まで運ぶ管で、その経路は肝細胞に隣接する毛細胆管に始まり、細胆管、小葉間胆管、さらには左右2本の胆管となって肝外に至り、すぐに合わさって1本の胆管となり、ファーター乳頭に開口します。

2 胆汁は脂肪分を乳化して吸収しやすくする消化液で、肝外胆管の途中で分岐する胆嚢内に蓄えられ濃縮されて、食事とともに効率よく十二指腸内に排泄されます。胆道の機能が落ちると胆石を生じたり、胆嚢・胆管炎の原因になったりします。

3 胆石やがんで胆道が閉鎖すると閉塞性黄疸を生じるため、速やかに胆汁を消化管内に誘導する処置が必要です。

第1章 | みてみよう!消化器の解剖とはたらき

6. 膵臓の解剖とはたらき

 共通

愛知県がんセンター中央病院 消化器内科部　孝田博輝

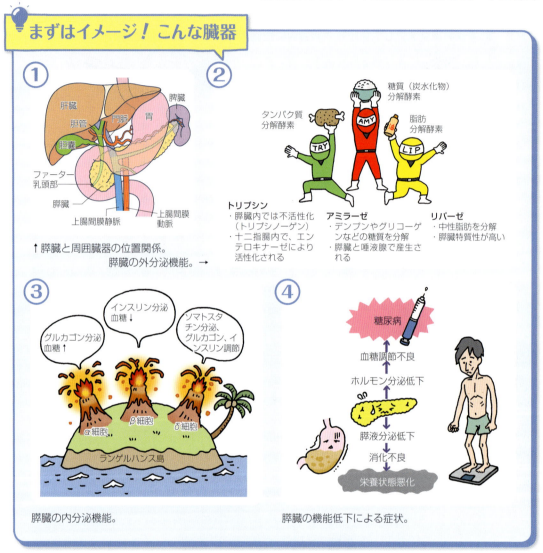

膵臓ってこんな臓器!

1 胃の背側、脊椎の腹側に位置し、長さ約15cm、幅2〜3cm、重さ60〜100g、淡黄色で頭でっかちな細長い臓器です。
2 消化液を分泌（外分泌）し、糖質・タンパク質・脂質の3大栄養素のすべてを分解します。
3 ランゲルハンス島と呼ばれる内分泌細胞の集合体から各種ホルモンを分泌（内分泌）し、血糖の調節を行います。
4 膵臓が障害されると、血糖調節ができずに糖尿病になったり、食べ物の消化ができずに下痢になったりと、さまざまな症状を引き起こします。

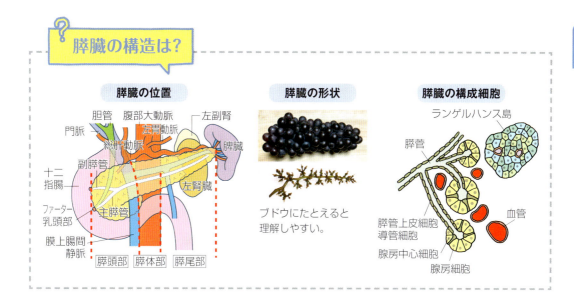

1. 膵臓の位置

　膵臓は後腹膜臓器であり、みぞおちの奥で胃のちょうど裏側に位置しています。上方には肝臓、下方には横行結腸、右方には十二指腸、左方には脾臓、後方には大血管や神経が多数走行しており、さまざまな臓器によって囲まれています。そのため**検査や治療介入も難しい部位**であり、膵臓にがんが見つかったときには進行していることが多い理由の一つです。

2. 膵臓の形状・構造

　膵臓は解剖学的な位置から**頭部・体部・尾部に分けられ**、内部に膵臓が分泌する消化液である**膵液の通る膵管が走行**しています。膵管は、最終的には膵頭部を貫通する総胆管と合流し、ファーター乳頭を介して十二指腸へと開口します。

　また、膵臓を構成する細胞には、消化酵素を産生・分泌する腺房細胞、十二指腸に流入した胃酸の中和にはたらくアルカリ性の膵液を分泌する膵導管細胞、そして血糖を調節するインスリンやグルカゴンなどを産生する細胞の集合領域であるランゲルハンス島などがあります。**膵臓はブドウにたとえると理解しやすく**、消化酵素を分泌する腺房はブドウの房、膵液を分泌する導管は茎にあたり、ランゲルハンス島は房（腺房）の間に点在しています。

想定外POINT！　肝臓の機能が悪くなることで出現する有名な症状に黄疸がありますが、実際はビリルビンの生成から肝臓での代謝を経て腸管内へ排泄されるまでのいずれかの段階で問題が起こることで発症します。
　総胆管は膵頭部を貫通して十二指腸に開口しているので、膵頭部がんなどで総胆管の通過障害が起こると黄疸が出現するのです。つまり、黄疸をみたときは肝疾患だけでなく、胆膵疾患も思い浮かべることが重要となります。

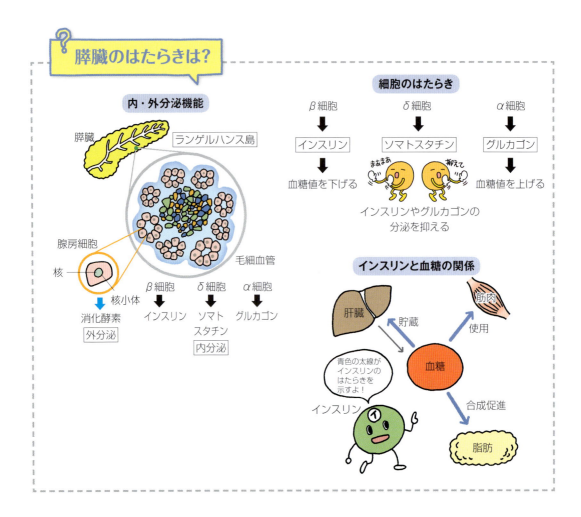

3. 膵臓と「消化」の関係

　前述のとおり、膵臓は外分泌機能として腺房細胞と導管細胞から消化酵素を分泌しています。これら<mark>外分泌細胞は膵全体の90％を占め</mark>、糖を分解するアミラーゼ、脂肪を分解するリパーゼ、タンパクを分解するトリプシノーゲンやエラスターゼなどを産生・分泌し、同時にアルカリ性の膵液を分泌することで十二指腸内が胃酸による過度な酸性状況になるのを防ぎ、消化に至適なpHを保ちます。

4. 消化以外のはたらき

　もう一つの膵臓の重要なはたらきが内分泌機能です。膵臓は<mark>外分泌である消化液と、内分泌であるホルモンの両方を分泌する唯一の臓器</mark>なのです。ランゲルハンス島にある内分泌細胞から血糖調節に関するホルモンが分泌されており、具体的にはα細胞からグルカゴン（血糖上昇）、β細胞からインスリン（血糖低下）、そしてδ細胞からこれら2つのホルモンの分泌調節を行うソマトスタチンが分泌されます。

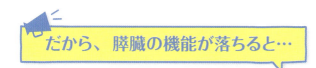

だから、膵臓の機能が落ちると…

1 食べ物の消化が困難になる！

　膵臓の外分泌機能が低下すると、糖・タンパク・脂肪の分解ができなくなり、腸管からの栄養の吸収が困難となります。消化不良により**排便は脂肪便などをはじめとした下痢となり、栄養不足にも陥ります**。膵臓を切除したり、アルコール性慢性膵炎などで膵機能が低下した人に対しては薬剤で膵消化酵素を補います。

2 血糖調節が困難になる！

　膵臓の内分泌機能が低下すると、インスリンやグルカゴンなどの血糖調節を行うホルモンが枯渇してきます。ここで問題となるのが、**人体で血糖値を下げるホルモンがインスリンしかない**ことです。グルカゴンなどの血糖上昇作用のあるホルモンはほかにもありますし、糖は補充すれば上昇します。しかし血糖値を下げることに関しては、インスリンが枯渇すれば人体での代替手段がなく、血糖は上昇していきます。これが**膵臓の機能低下による糖尿病**です。膵がんなどで膵臓の全摘術を行った場合は、インスリンの分泌がほぼゼロになるため、必ずインスリンの注射が必要になります。

先輩のこっそりPOINT！　膵機能が低下した患者さんでは、程度にもよりますが、自宅での食生活の工夫も必要となります。普段の食事内容や摂取量を患者さん本人に確認するだけでなく、自宅で実際に調理している家族は誰なのかも把握し、味付けや食材などの工夫点を管理栄養士とともに話し合うようにしましょう。

もう言える！大事なのはココ

1. 膵臓はさまざまな臓器や血管、神経に囲まれており、検査や治療アプローチが難しい臓器です。

2. 膵臓は外分泌機能として糖・タンパク・脂肪を分解する消化酵素を分泌しており、この機能が低下すると消化吸収障害によって下痢を引き起こし、栄養不足になります。

3. 膵臓は内分泌機能として血糖調節にかかわるホルモンを分泌しています。特に血糖値を下げる唯一のホルモンであるインスリンを分泌しており、この機能が低下すると糖尿病を引き起こします。

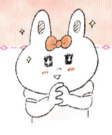

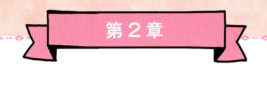

第2章

\やってみよう!/
消化器病棟の日常的ケア

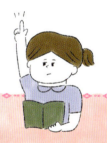

第2章 | やってみよう!消化器病棟の日常的ケア

1. ベッドまわりの環境整備

 共通

独立行政法人国立病院機構京都医療センター 看護部 2-6 病棟
今村美紀　田中美穂　手島麻貴　村山絢美　早川智美　黒田千晶　松本幹子

まずはイメージ！ こんなケア

①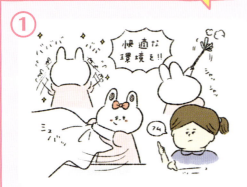
患者さんが快適に過ごせる環境を作ります。

②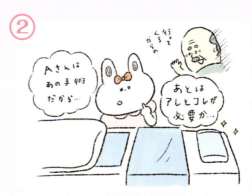
患者さんに応じて必要なものを準備します。

③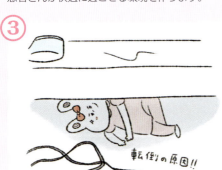
コードなど転倒の原因になるものがないかチェックします。

④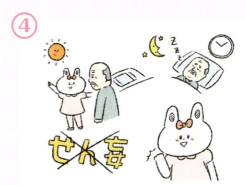
せん妄を予防する環境作りをします。

ベッドまわりの環境整備ってこんなケア！

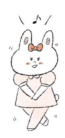

1. リネン交換や清掃を行い、患者さんが快適に過ごせる環境を作ります。
2. 手術や検査から戻ってきた患者さんのために、必要なものを準備しておきます。
3. 転倒・転落を起こさないよう、コードなど転倒の原因となるものを片付けておきます。
4. 治療後に起こりうる「せん妄」を予防するための工夫をします。

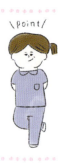

ベッドまわりの環境整備はなぜ必要?

　筆者らが勤務する当該病棟は外科病棟のため、手術を目的とする患者さんが多く入院しています。入院前はADLが自立している患者さんでも、術後は疼痛や点滴・ドレーン類による行動制限が生じます。また高齢の患者さんでは、術後せん妄により**安静の指示を守ることができなかったり、点滴やドレーン類を抜こうとする人もいます**。そのため当病棟では、せん妄や転倒の予防対策、点滴やドレーン類の抜去による身体損傷を防ぐための環境整備に重点を置いています。

　入院時にせん妄リスクが高いかどうかをアセスメントし、リスクのある患者さんのベッドまわりには時計やカレンダーを設置したり、ドレーン類が目に入らないように包帯で保護したりしています。また、安静を守ることができない患者さんには、センサーマットを使用することもあります。その患者さんが起き上がるときにどこを掴むか、起き上がるのにどれくらい時間がかかるのかなど、患者さんの状態に合わせて、転倒や転落をする前にセンサーが反応するようセンサーマットの設置場所を工夫します。このように、患者さんに安全に過ごしてもらうためには**個別性に合わせた環境整備が重要**です。

　入院中、自分で動くことのできない患者さんにとって、ベッドまわりの環境は療養生活に大きな影響をもたらします。患者さんを取り巻く環境には、大きく分けて部屋の広さ、気温、湿度、陽光、音、寝具、医療機器などの**物理的環境**と、同室者との関係性やプライバシーなどの**人的環境**があります。実際にはこれらが絡み合い、患者さんの日常生活行動や療養生活を妨げることになります。

　患者さんが最良の状態で過ごせるように、周囲の環境を整えることが重要であり、そのために何ができるのかを考え、実践します。

要するにこういうこと！

　患者さんが持つ回復力を高めるため、また合併症予防のため、リネン交換や病室の清掃を行います。また、手術や検査後の患者さんの個別性に合わせて、物品を準備して配置します。
　転倒・転落を予防し、患者さんが安全に過ごせるように病室の環境を整えます。環境の変化はせん妄の発症に大きく影響するため、その対策を考えます。

やってみよう！ ベッドまわりの環境整備

 患者さんや家族には、事前に環境整備の目的と理由を説明し、同意を得ておきましょう。

 治療で侵襲を受けた患者さんは体温が変動しやすいので、注意して対応します。ドレーン類を留置している場合は、治療部位の体液汚染や感染予防も必要です。

 治療前から転倒・転落やせん妄のリスクを検討し、治療後はそれらへの対処もできるよう準備しておきます。

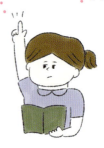
これだけは注意しよう

1 患者さんに環境整備の必要性を説明しておこう！

術前のオリエンテーションで、帰室時に自分がどんな状態であるか、患者さんに**事前にイメージしてもらいましょう**。身体活動にも制限が生じることから、患者さんがよく使用する物品などは安全を考慮した場所に移動することを説明し、同意を得ておきましょう。

2 リネン交換や病室の清掃をしよう！

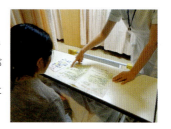
消臭剤　　排液バッグ

患者さんが持つ回復力を高め、合併症を予防し、安全・安楽に過ごせるようリネン交換や病室の清掃を行います。全身麻酔の術後は**患者さんの体温は変動しやすい**ため、必要に応じて掛け物を使用して体温調節を行います。褥瘡予防や安楽な体勢保持にはクッションを用います。

ドレーンの排液臭気に対しては、病室に消臭剤を設置したり、室内の換気を行ったりします。臭気を伴う処置を行う際は、食事の前後を避けるなど時間や場所を調整します。

3 必要物品を準備しよう！

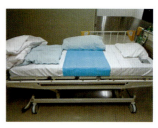

手術や検査後の患者さんの個別性に合わせて物品を準備します。**手術部位や麻酔の種類によって物品の配置は異なる**ので、全身麻酔後に必要な物品リストなどを作成するとよいでしょう。術後の患者さんのベッドには**体液汚染や感染予防**のため防水シーツを敷きます。手術部位に応じて防水シーツの位置を調整し、術式により体圧分散マットを選択します。また医療機器は使用前の作動確認はもちろん、不具合が発生する予兆を見逃さないようにします。

4 周囲の物音に配慮しよう！

廊下側のベッドやナースステーションのそばの病室では、医療従事者や面会者の話し声、医療機器の電子音が近くに聞こえます。手術時間が遅い患者さんの場合は、**ほかの患者さんへの影響を考慮して**ベッドを配置します。

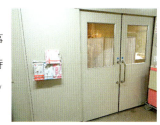

当病棟では、**患者さんが安眠できるように**、同室者の発生する音（いびき、声、テレビの音など）に配慮しています。また、夜間巡回時の照明はヘッドライトを使用して、入眠中の患者さんが目覚めないようにしています。

5 転倒・転落を予防するための環境を整えよう！

入院時から転倒・転落アセスメントスコアを活用して、術後の行動抑制の必要性をチームでカンファレンスして準備します。安静度は患者さん本人だけでなく、家族にも説明しましょう。

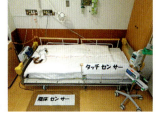

患者さんが安全に過ごせるよう、全身麻酔の術後にはベッド柵を配置したり、ベッドの高さや種類を検討します。外科の術後はドレーン類が多いため、安静度に応じた安全なベッドの配置にし、**医療機器のコード類が転倒因子になっていないか**複数の目で確認します。また、看護師が病室を退室するときには、患者さんの必要な物品やオーバーテーブル、ナースコールを**手の届く位置に設置**します。

6 せん妄を予防するための環境を整えよう！

環境の変化は、せん妄の発症に大きく影響します。術後の疼痛が原因となりせん妄が発症することもあるため、痛みをコントロールして症状の軽減を図ります。持続点滴中の患者さんは、主治医と相談して投与時間を調整し、夜間は入眠できるようにします。せん妄リスクの高い患者さんは自己抜去予防のために、**ドレーン類は包帯や寝衣の中に入れて保護**します。また、抜去可能なドレーン類のアセスメントも行います。

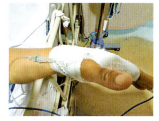

せん妄の予防には、昼夜の生活リズムを整えることが大切です。日中は覚醒を促し、夜間は入眠できるように家族にも協力を得ます。患者さんには、折々に時刻や日付、今いる場所、留置物を説明し、**体の状態や自分が置かれている状況を理解できるように**します。安心できる環境が必要なため、家族にはなるべく患者さんのそばにいてもらえるよう依頼し、いつも通りの声かけをしてもらいます。面会時には普段から愛用している物品を持参してもらうのもよいでしょう。

また、家族の不安も軽減できるよう、せん妄は一時的な症状であることが多いことを説明します。

想定外POINT！
「絶飲食中の患者さんがテーブルの上に置いてあったコップの水を飲んでしまった！」。そんな経験はありませんか。絶飲食が必要な患者さんには、口頭とパンフレットなどで説明します。不要なコップの中身は捨て、周囲や冷蔵庫に飲食物がないかを確認します。

先輩のこっそりPOINT！
名前を記入できない義歯や補聴器などは紛失しがちなので、環境整備の際にもその所在を確認することが大切です。義歯など必要なものがティッシュペーパーに包まれている場合もあるので、ゴミと勘違いして捨てないように注意しましょう。

もう言える！大事なのはココ

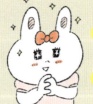

1. 環境整備は、治療内容や患者さんの状態に応じて、個別的に行います。

2. 治療から戻ってきた患者さんは侵襲を受け、状態が変化しやすくなっています。体温を調節するなど、安全・安楽な環境を整えることは、治療後の回復のためにも大切です。

3. 転倒・転落やせん妄のリスクは治療前から検討しておきます。

4. ドレーン類の整理や家族への協力依頼など、必要に応じた環境整備を行います。

第2章 | やってみよう！消化器病棟の日常的ケア

2. 手術前後のケア

外科

独立行政法人国立病院機構京都医療センター 看護部 2-6 病棟

竹内瑳希　西岡海南美　山田彩乃　酒井佑香　早川智美　黒田千晶　松本幹子

まずはイメージ！こんなケア

①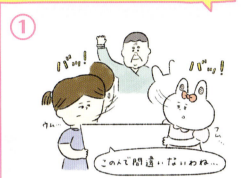
術前には本人確認を行います。

②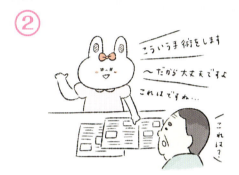
検査や手術内容について説明します。

③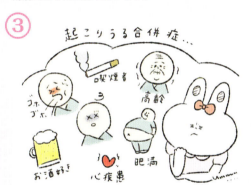
起こりうる合併症をアセスメントします。

④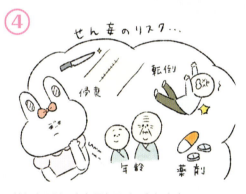
せん妄のリスクをアセスメントします。

手術前後のケアってこんなケア！

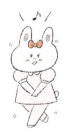

1. 手術を受ける患者さんと手術部位を確認します。
2. 必要な検査、処置について、説明を行います。身体面だけでなく、手術に対する精神的不安の緩和も図ります。
3. 術後にどのような合併症が起こるか、アセスメントします。
4. 手術による侵襲の度合い、既往歴や年齢、薬剤などの要因によるせん妄のリスクを予測します。

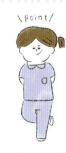

手術前後のケアはなぜ必要?

近年、麻酔方法や手術の技術が進歩して、高齢などでこれまでは手術ができなかった患者さんも手術が可能となっています。また、内視鏡手術やロボット支援手術など、患者さんの負担が少ない手術も発展してきました。一方、多くの手術を行うことで、**患者さんの取り違えや手術部位の間違い**が起こるリスクも増えています。そのため、ネームバンドやマーキングにより患者さんを確認し、医療事故を予防することが必要となっています。

患者さんは**手術に対してさまざまな不安や疑問を抱いている**ので、それらの緩和も術前のケアとして必要です。筆者らが勤務する病棟では、術前からクリティカルパスを用いて説明しています。それにより患者さんは術後から退院までの経過をイメージしやすくなり、早期退院に向けて目標を設定することが可能となっています（図1）。また、入院時から多職種と連携を図り、患者さんとかかわることで、多様な視点から患者さんの不安や疑問について検討し、その解消につなげています。

全身麻酔下の手術では、術後合併症のリスクが高くなります。気道の障害、呼吸抑制、肺水腫、無気肺、肺塞栓症、不整脈、高血圧、低血圧、体温変化、嘔気、嘔吐、意識の混乱などが起こりやすくなり、生命の危機に陥る場合もあります。早期発見や予防をするために、入院前にどのような生活を送っていたのか、**既往歴、喫煙習慣、食習慣などの情報収集**を行い、術後合併症のリスクを予測して、手術の準備をすることが必要です。

術後は環境や体の状態などの変化が大きく、患者さんが錯乱状態に陥って**「せん妄」という症状が出現することがあります**。せん妄のリスクを入院時からアセスメントし、病室内の物品や医療機器の配置などに注意して、安全な環境を準備します。患者さんだけでなく家族にも、せん妄についてパンフレットを用いて説明し、理解と協力を得ることが大切です。

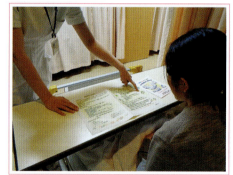

図1 ■ クリティカルパスやパンフレットを用いた術前の説明

要するにこういうこと！

患者さんが安全に手術を受けることができる状況が整っているかを確認します。術前からクリティカルパスを活用し、術後の経過をイメージすることで不安の緩和につなげます。また、合併症の予測・予防と、安全な環境を整えるため、患者さんや家族に協力を得ることも必要です。

やってみよう！手術前後のケア

これだけは注意しよう

1. 患者さんが安心して手術を受けられるよう、疾患や術式についてパンフレットなどを用いてわかりやすく説明しましょう。
2. 術後の回復を促す援助を行いましょう。
3. 患者さんの不安や身体的な苦痛が緩和できるよう支援しましょう。家族へのケアも大切です。

1 ネームバンドやマーキングで本人確認をしよう！

ネームバンドやマーキング部位で、本人であることを確認します。**手術部位や血液型などを間違わないため**です。

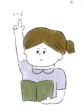

2 術前オリエンテーションを行い、せん妄についてパンフレットを用いて説明しよう！

患者さんに手術前後の流れを理解してもらい、安心して手術に臨み、**回復に向け主体的に努力できるよう**促します。また術後は、手術による侵襲や環境の変化によって患者さんは錯乱状態に陥ることがあります。**患者さんや家族にあらかじめ説明**し、理解や協力を得て、不安の緩和につなげましょう。

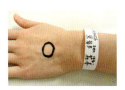

3 術前に入浴をしよう！ 剃毛はサージカルクリッパーを使用しよう！

入浴で**全身の清潔を保ち、手術部位感染を予防**します。術式によってはしばらく入浴ができなくなるため術前に入浴してもらいます。なお、手術部位の剃毛が皮膚トラブルを招き、感染につながることがあります。剃毛が必要な場合、必要最低限の部位をサージカルクリッパーで行います。

4 絶食札を作成しよう！

麻酔導入時の胃内容物の嘔吐による誤嚥（ごえん）を防ぐとともに、消化管内に食物残渣が残ることで手術が行えなくなるため、術前の絶飲食は必要です。患者さんの理解と協力を得るために、**口頭のみの説明だけではなく絶食札を用いて説明**します。通常は、水分は手術2時間前、食事（固形物）は手術6時間前から禁止です。

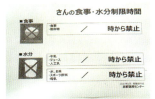

5 チェックリストを用いて準備を進めよう！

チェックリストがあるとスタッフ全員が必要なものを共通認識でき、術前の準備がもれなく行えます。筆者らが勤務する外科病棟では、下記のような術前チェックリストを使用しています。

術前チェックリスト（全身麻酔）					
検査		サイン	必要物品		サイン
血液検査（生化学・CBC）	済／未		手術同意書	済／未	
血液型	済／未		麻酔同意書	済／未	
感染症	済／未		患者持参物品	済／未	
心電図	済／未		（腹帯／術下着／ティッシュ）		
X-P	済／未		乳がんの場合：バストバンド	済／未	
呼吸機能検査	済／未		手術室持参薬	済／未	
患者処置	済／未		輸血同意書	済／未	
絶食札作成・説明	済／未		血液製剤同意書	済／未	
ネームバンド装着	済／未		IC同意書	済／未	
手術部位マーキング	済／未		行動制限に関する同意書	済／未	
化粧・マニキュア除去	済／未		NCD用紙	済／未	
指輪・時計除去	済／未		肺血栓塞栓症予防管理料	済／未	
義歯の有無確認	済／未		申し送り情報	済／未	
弾性ストッキング装着	済／未				

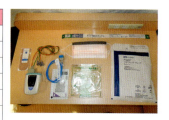

6 手術の直前・直後に必要な観察やケアをしよう！

- **各種術前検査（血液検査、心電図、X線、呼吸機能検査、歯科・麻酔科受診）**：患者さんの**術前の状態を評価**し、手術を安全に遂行するとともに、術中・術後の合併症を予測・予防するために行います。

- **輸液ポンプの観察**：絶飲食中の患者さんにとって、**輸液投与は生命維持のために重要**です。薬剤を規定量どおり過不足なく投与できているかの確認や、IN/OUT（IN＝輸液量、輸血量。OUT＝尿量、出血量、不感蒸泄など）を観察します。

- **酸素投与（酸素流量計、酸素マスク、経鼻カニューレ）**：**術後の低酸素血症**の発生原因は、麻酔薬の残存効果や鎮痛薬（オピオイドなど）による中枢系もしくは閉塞性の呼吸障害で、開胸手術や上腹部手術では機能的残気量（FRC）の低下も原因といわれています。手術当日〜翌日の経皮的動脈血酸素飽和度（SpO_2）の確認や酸素投与は、持続性低酸素血症を予防するために行われます。

- **吸引器（鼻腔・口腔）による排痰**：麻酔による呼吸抑制や、長時間の同一体位、これまでの喫煙歴による呼吸機能低下などにより、術直後は**気管支に気道内分泌物が貯留**します。それにより無気肺や肺炎が起こるため、吸引器で排痰をします。

- **心電図モニタ、SpO₂の観察**：麻酔や手術による侵襲、低酸素状態、不活動状態や出血などに伴う循環動態の変動によって、術後は心筋への酸素供給と需要のバランスが崩れ、**心筋虚血や不整脈が起こりやすい状態**となります。循環動態の把握はもちろん、意識が十分に回復していない患者さんのバイタルサインを継続して観察します。
- **弾性ストッキングの使用**：**深部静脈血栓症（DVT）予防**のために弾性ストッキングを着用します。術中操作による血管壁損傷や術中・術後の臥床により、骨盤・下肢の深部静脈がうっ滞し、静脈血栓が形成されます。静脈血栓が剥がれ落ちるとDVTを引き起こし、突然死の原因となるため、弾性ストッキングを着用して血栓形成を予防します。
- **腹帯（胸帯）、T字帯の使用**：腹部（胸部）の手術では、**創部の保護やドレーン抜去防止のため**に腹帯（胸帯）を使用することがあります。また、陰部に膀胱留置カテーテルが挿入されている場合は、T字帯を使用し、**摩擦から守ります**。

7 術後、患者さんが帰室する際の準備をしよう！

電気毛布は**術後の低体温予防のため**に使用します。全身麻酔の影響、手術侵襲による熱の放散、手術室での肌の露出などから、術後は低体温になりやすい状態です。また、低体温により麻酔の覚醒遅延、血液凝固障害、創感染に対する抵抗力減弱、心筋の虚血を誘発するなど、術後合併症の誘因となるため加温が必要となります。

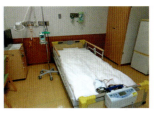

> **想定外POINT！**
> 「いざ使おうと思ったら器械が動かない！」とならないように、準備のときにただ設置するだけではなく、器械が正確に作動するか確認しましょう。また、手術当日に書類に不備があっては大変です。同意書の必要項目にチェックやサインが入っているか、事前にしっかり確認しましょう。手術時間に遅れることがないように、患者さんの着替えは時間に余裕を持って行えるよう、早めに声をかけておきましょう。

> **先輩のこっそりPOINT！**
> 使用しなくなった物品が病室にそのまま残っていると、患者さんが転倒やせん妄を引き起こす原因になるかもしれません。モニタ、ドレーン、ルート、弾性ストッキングやフットポンプを身につけたままにしておくことで皮膚トラブルが起こる可能性もあります。コード類が整理されているか、弾性ストッキングやフットポンプで皮膚トラブルが生じていないか、よく観察しましょう。

もう言える!大事なのはココ

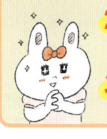

1. 入院前からの情報収集、本人確認や手術部位マーキング、チェックリストを用いた準備などが確実にできているか、外来看護師、術前日・当日の担当看護師、手術室の担当看護師など複数の目で確認することで、より安全に手術を実施できます。

2. 術前オリエンテーションやクリティカルパスを用いた説明を行うことで、患者さんが術前・中・後の流れをイメージでき、安心して手術に臨むことができます。

3. 患者さんが主体的に回復に向かうことができるように、精神面のケアを行うことも大切です。

第2章｜やってみよう！消化器病棟の日常的ケア

3. 内視鏡治療・検査前後のケア

 共通

独立行政法人国立病院機構京都医療センター 看護部 1-7 病棟
青木 優　川原雅美　都留江里子　富田 咲　中藤佑香　藤澤里穂　前川詩歩　宮岡まさみ

まずはイメージ！こんなケア

①
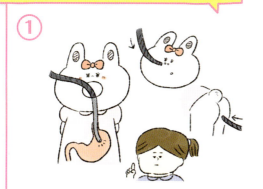
内視鏡とは口腔・鼻腔・肛門から消化管の診断や処置を行うことです。

②
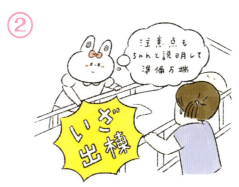
内視鏡の前には、患者さんへの説明も行います。

③
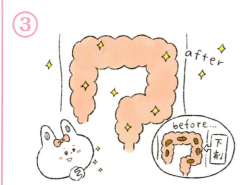
大腸の内視鏡の前には、下剤で腸の中をきれいにします。

④
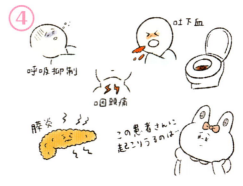
内視鏡の内容によって起こりうる偶発症は異なるため注意します。

内視鏡治療・検査前後のケアってこんなケア！

1 「内視鏡」とは、口腔・鼻腔または肛門から、カメラのついたチューブ（スコープ）を挿入して消化管を直接観察し、診断・処置を行うことです。
2 内視鏡前後の注意点について、患者さんに理解してもらうことが大切です。
3 内視鏡は、大きく分けると上部消化管内視鏡と下部消化管内視鏡があります。対象とする場所により前処置が異なるため、それぞれに対応した看護が必要です。
4 観察か検体採取か治療か、その目的によって偶発症が異なるため、治療や検査前後の観察ポイントも異なります。

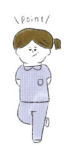

内視鏡治療・検査前後のケアはなぜ必要？

1. 内服薬と治療薬の確認

　治療や検査に伴う絶食による影響を回避するため、内服薬を確認します。**糖尿病薬**内服患者さんは、絶食により血糖値の変動が生じる可能性があるため、内服を中止してインスリン対応となることがあります。**プロトンポンプ阻害薬（PPI）**は、点滴との併用により薬剤作用が重複しないよう注意が必要です。**抗凝固薬**を服用している患者さんでは、偶発症である「出血」のリスクが高まるため、休薬かヘパリン置換が必要となる場合があります。また、治療薬がその患者さんにとって禁忌かどうかの確認も必要です。たとえば**前立腺肥大、緑内障、重篤な心疾患の既往**がある患者さんは、消化管の蠕動（ぜんどう）運動を抑える鎮痙薬のブスコパン®は禁忌となります。

2. 食事制限

　内視鏡挿入に伴う嘔吐の予防や、食物残渣による視界の制限を防ぐために必要です。筆者らの施設では、上部内視鏡検査では当日のみ絶食ですが、下部内視鏡検査では、腸内に残便があると治療や検査の妨げになるので、前日から残渣物の少ない食事を摂る必要があります。

3. 患者さんへの説明

　心身ともに準備を整えるため、検査前後の流れや、食事・内服・安静度などの注意事項をパンフレットなどを用いて丁寧に説明し、不安の軽減に努めます（図1）。

内視鏡的逆行性膵胆管造影（ERCP）
口から先端にレンズの付いたチューブを挿入し、膵管や総胆管に造影剤を入れ、膵臓・肝臓の状態を判断するために行われる検査・治療です。

経過	治療日前日	治療日当日（治療前）	治療日当日（治療後）	治療後	退院後
点滴	/	点滴の針を入れます。	点滴持続	点滴終了後、抜針	退院後に次の症状がある場合は受診してください。 ・寒気を伴う発熱 ・黄疸（特に白目の部分） ・濃い黄色い尿 ・白っぽい便が出るとき ・背中が痛いとき ・食欲不振 ・吐き気 ・嘔吐
飲み薬	いつも通り飲み薬を飲みます。	6時に飲み薬を飲みます。	指示後、飲み薬再開		
食事	夜9時〜絶食	食事はできません		指示後、食事再開	
飲水	制限なし（お茶・水可）	朝8時から水分・食事はできません。	指示があるまで水分禁止	指示後、水分再開	
清潔	入浴可 →	→	シャワー浴禁止	指示後、シャワー浴再開	
安静度	制限なし		・看護師が付き添い、トイレまで歩行します。 ・許可があれば一人で歩いてもらえます。	制限なし	
排泄		→			
説明	同意書の提出をお願いします。	緑内障・排尿障害・心臓病といわれているかたは看護師まで報告してください。 ※内視鏡中に使用する薬により、副作用が出現する可能性があります。 内視鏡室に行くときは、貴重品の管理は自己でしてください。	・検査2時間後に採血があります。 ・病棟に戻った後、30分後、1時間半後に検温があります。 ・検査後、むかつき・背中の痛み・腹痛・吐き気などがあるときはお知らせください。 ・治療当日はトイレ以外は安静にしてください。	翌朝、採血をします。	

※鼻からチューブが入った状態で帰室した場合
・そのチューブは肝臓や膵臓までつながっています。大切なチューブなので、帰室後に鼻・頬・首の部分にシールで固定します。
・先端に付いているバッグは、排液がたまるようになっています。しかし、体より上に持ち上げると排液が体内に逆流します。常に腰より下になるようにしてください。
・チューブどうしの接続部はたいへん抜けやすくなっています。チューブを強く引っ張らないようにしてください。
・万が一、接続部が外れたときはナースコールで看護師を呼んでください。その際も、チューブは下を向けた状態にしておいてください。

図1 ■ 内視鏡検査前パンフレットの一例

4. 前処置

下部消化管内視鏡検査の場合は、前日の夜と当日の朝に下剤を内服し、腸の中をきれいにします。下剤内服後に**観便**を実施し、検査可能な状態になるまで排便を行います。腸管刺激による**迷走神経反射、血圧低下や体液喪失による脱水症状**の有無に注意して観察します。

5. 環境整備

鎮静薬によるせん妄リスクもあり、転倒やドレナージ自己抜去予防のため、環境整備を行います。

要するにこういうこと！

患者さんが安全・安楽に内視鏡を受けられるよう、患者さんの心によりそい、不安を軽減することが大切です。治療や検査の妨げになることを最小限にとどめ、合併症を防ぐために、事前に患者さんの個別性に合わせて準備を行っていきます。

やってみよう！内視鏡治療・検査前後のケア

これだけは注意しよう

1. 内視鏡後には、合併症予防のため絶飲食や安静が必要になります。その程度は治療や検査の内容によって異なるため、患者さんには事前に十分な説明を行いましょう。
2. 治療後に合併症の徴候がみられたら、速やかに医師に報告しましょう。先入観を持たずに多方面からアセスメントすることが大切です。
3. 経鼻胃管など不快感の強いドレナージを行うことがあります。治療前から自己抜去のリスクを予測し、治療後に対処できるよう検討しましょう。

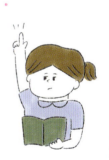

1 鎮静薬からの覚醒状況を確認しよう！

鎮静薬を使用すると呼吸抑制が生じるリスクがあるため、意識レベルや鎮静からの覚醒の程度、呼吸状態を観察します。また、**覚醒不良により行動把握が必要な患者さん**には、転倒予防策を検討する必要があります。

ブスコパン®使用時は、副作用の有無の確認が必要です。男性の場合、前立腺肥大などにより自尿が出にくくなることもあるため、第1自尿の有無も確認します。

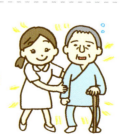

2 内視鏡処置に共通する合併症がないか確認しよう！

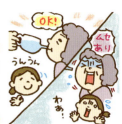

上部内視鏡の場合、内視鏡スコープ挿入による**咽頭痛、咽頭部出血、誤嚥性肺炎**が生じるリスクがあります。そのため飲水・食事の許可を主治医に確認し、初回飲水を行う際には咽頭痛やムセがないか、腹部症状や全身状態を観察する必要があります。飲水が許可されない場合は、<u>**口渇感の改善のためにうがいを行う**</u>など、患者さんの不快感の軽減に努めましょう。治療や検査の侵襲度によっては、血液検査やX線の結果を確認した後に飲水や食事が可能となることがあります。

3 〈食道・胃・小腸・大腸内視鏡〉
　穿孔や出血の徴候がないか確認しよう！

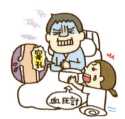

強い腹痛や吐血・下血が出現した際は、**穿孔や出血**の可能性があります。バイタルサイン、腹部症状、嘔気や嘔吐の有無、出血量の確認を行い、主治医に報告します。ちなみに、十二指腸壁は腸壁1～2mmと非常に薄いため、穿孔リスクが高いです。また、十二指腸の粘膜剥離面は、胆汁や膵液の曝露を受けやすく遅発性穿孔や術後出血のリスクも高くなります。

4 〈胆膵内視鏡〉
　膵炎の徴候がないか確認しよう！

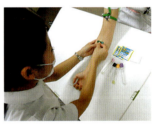

胆膵に処置を行う内視鏡的逆行性胆道膵管造影法（ERCP）では、**術後膵炎の可能性が高く**、左上腹部および左上背部の激痛、嘔気・嘔吐、発熱などの症状がみられます。血液検査データでは炎症反応や膵酵素の上昇がみられます。特に膵酵素であるアミラーゼ値は処置から2～3時間後にピーク値に達します。急性膵炎の判断指標となるため、帰室2時間後に血液検査を実施します。

帰室後の血液検査（採血）

想定外POINT！ 高齢者や認知症患者さんはせん妄リスクが高くなり、末梢ルートやチューブ類の自己抜去リスクが高まります。必要時には安全のためミトンの装着などができるよう、事前にしっかりと患者さんや家族に説明して同意を得ておきましょう。

先輩のこっそりPOINT！ 腹痛などが起こった場合は、必ずしもその内視鏡の処置の合併症であるというわけではありません。先入観で決めつけず、広い視野を持ってアセスメントを行いましょう。また、一人で結論を出さず、先輩や医師に相談しましょう。

もう言える！大事なのはココ

1. 内視鏡検査・治療前は内服薬の中止、治療薬の中止、食事制限、前処置などを医師に確認し、患者さんが万全な態勢で治療を受けられるよう準備します。

2. 内視鏡処置後、患者さんの体に異変がないか注意深く観察します。合併症の早期発見・早期対応がその後の回復に大きくかかわります。

3. 内視鏡処置後、患者さんに合併症が起こったときは、全身状態を十分に観察し、何が原因かアセスメントします。一人で判断せず、先輩や医師に相談します。

第2章｜やってみよう！消化器病棟の日常的ケア

4. チューブ・ドレーンの管理

 共通

独立行政法人国立病院機構京都医療センター 看護部 2-6 病棟　飛鳥居朋子　北川真弓
櫻井実沙季　森 冴子　川上早紀　山崎なつ子　早川智美　黒田千晶　松本幹子

まずはイメージ！こんなケア

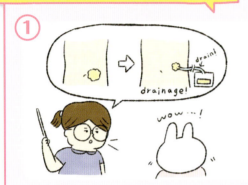

① ドレナージのしくみを理解して、ケアにあたりましょう。

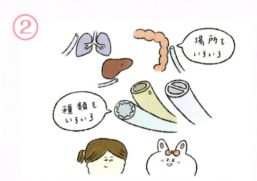

② ドレーン・チューブは、目的に応じて留置部位や種類を使い分けます。

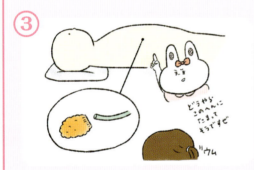

③ 行った治療や留置部位などによって、観察ポイントは異なります。

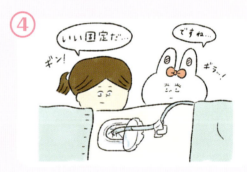

④ ドレーン・チューブがきちんと固定できているかの確認も大切です。

チューブ・ドレーンの管理ってこんなケア！

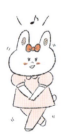

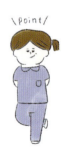

1. 治療に関連して、胸腔や腹腔などの体腔内に貯留した血液・浸出液・膿・消化液を体外に誘導し排出することをドレナージといいます。ドレナージを行うために体内に挿入される管のことをドレーン・チューブといいます。
2. ドレーンやチューブは、使用する目的に応じて選択され、留置されます。名称は、留置される部位や経路を反映しています。
3. 消化器の術後は、臓器の切離断端部付近や消化管の吻合部、臥床したときに高さが最も低くなる体腔の位置に先端が留置されるのが一般的です。
4. ドレーン・チューブの固定は、複数の目で毎日確認することが重要です。

チューブ・ドレーンの管理はなぜ必要？

消化器の術後にドレーンを留置する目的は2つあります。

1. 情報収集と予防を目的としたドレーン（予防的ドレーン）

術後早期には、**ドレーンからの排液の性状や量を観察する**ことにより、留置された部位に起こっている異常（術後出血、縫合不全、臓器損傷など）を早期に発見するために留置します。縫合不全や腹腔内膿瘍などの術後合併症が起こった場合には、このドレーンを治療の目的で使用することもあるため、予防的ドレーンともいいます。

2. 治療的ドレーン

縫合不全や腹腔内膿瘍などを治療するために留置するドレーンです。これにより**体内に貯留した消化液や膿を体外に排出**して、患部の環境を整え、早期治癒を目指します。

ドレーンは、使用する目的に応じて選択され、留置されます。ドレーンの名称は、留置される部位や経路を反映しています（図1）。

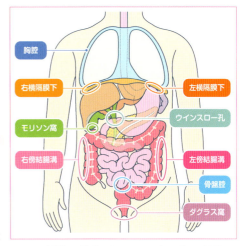

図1 ■ 消化器術後ドレーンの主な留置部位

要するにこういうこと！ ドレーンの留置には2つの目的があります。①情報収集と予防を目的とする場合（術後合併症の早期発見や、浸出液を排出して合併症や感染を予防する）と、②治療を目的とする場合（異常があったときに治療をする）です。

やってみよう！ チューブ・ドレーンの管理

これだけは注意しよう

1. チューブと排液バッグの接続部を必ず確認しましょう。ねじのようなタイプなのか、引っ張るようなタイプなのかを確認しておくと、自己（事故）抜去が予防できます。
2. 排液バッグに重みがある場合は、その重みによる抜去のリスクがあるため、こまめに排液を廃棄します。
3. 排液バッグがいっぱいになるとドレナージができません。

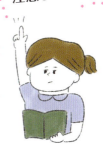

1 訪室ごとに観察ポイントをチェックしよう！

排液の量と性状、におい、刺入部の状態（発赤、滲出液、排膿、疼痛、熱感の有無）を確認します。また、ドレーン固定部に屈曲や閉塞がないこと、接続部の緩みがないこと、刺入部のナート固定やマーキングにずれがないことも重要です。適切な圧になっているか、廃棄後に適切に圧がかかっているかもチェックします。

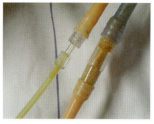
緩みのない接続部。

2 ドレーン観察と同時に、安全にドレナージができるように注意しよう！

安全にドレナージができるよう、**ドレーンが閉塞しないようにミルキングを行います**。複数のドレーンを留置しているときは、ドレーンと排液バッグにそれぞれのドレーンの種類を明記します。患者さんにはドレーンを留置していることを認識してもらい、自己（事故）抜去予防に努めます。また、スタンダードプリコーションに従い、感染予防を行います。

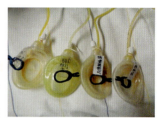

3 ドレーンを固定しよう！

固定の原則は、ドレーンのずれがないこと、屈曲していないこと、刺入部が確認できること、皮膚トラブルがないことです。ドレーンの固定は**刺入部から少し離れた部位の2カ所**で行います。

● ドレーン固定の手順

① 10cm程度のテープを3枚用意し、1枚に切り込みを入れる。
② ドレーンの下にテープを1枚貼り、土台を作る（ドレーンが直接皮膚にあたり、皮膚トラブルの原因となるため）。
③ 固定の土台の上にΩ（オメガ）型になるようにテープを貼る。
④ 切り込みを入れたテープを末梢側からドレーンを挟むようにして貼る（ドレーンが引っ張られたときに、③で貼ったテープが浮いたり、緩むのを予防するため）。
⑤ マーキング用のテープを2枚用意し、1枚を皮膚に直接貼り、もう1枚をドレーンに巻き付けてマーキングする。

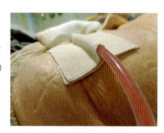
Ω型になるようにテープを貼る。

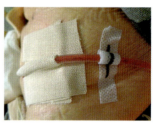
1枚を皮膚に直接貼り、もう1枚をドレーンに巻き付けてマーキングする。

4 ドレーン排液性状を確認しよう！

正常の経過であれば排液は淡血性から徐々に漿液性になり、量も少なくなります。どんなドレーンも、出血していないか、==合併症の徴候がないか==、注意が必要です（表1）。

正常：淡血性。漿液性に少し血液が混じったもの。

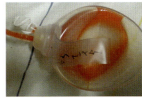

正常：漿液性。無色～薄い黄色。にごりはなし。

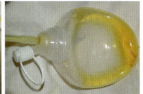

表1 ■ 留置部位と特徴

留置部位	主に留置される手術	異常排液	原因
右横隔膜下	肝右葉系の肝切除術 汎発性腹膜炎手術	血性	出血
		混濁（黄～緑色）	胆汁漏
		量が多い	腹水
左横隔膜下	胃全摘術 噴門部切除 膵体尾部切除 結腸切除 腹膜炎手術	血性	出血
		ワインレッド色→白色	膵液漏
		混濁	感染、縫合不全、膿瘍
		白色	乳び腹水
ウインスロー孔	肝切除術 胆嚢や胆管手術 胃切除術	血性	出血
		混濁（緑）	縫合不全、胆汁漏
ダグラス窩	S状結腸切除術 ハルトマン手術 マイルズ手術 直腸低位前方切除術	血性	出血
		混濁（便汁、黄～緑色）	胆汁漏、膿瘍
骨盤底	マイルズ手術 骨盤内臓全摘出術 直腸低位前方切除術	血性	出血
		混濁（便汁、黄～緑色）	縫合不全、感染
肝離断面	肝切除術	血性	出血
		黄～緑色	胆汁漏
		量が多い	腹水
膵空腸吻合部	空腸十二指腸切除術 膵体尾部切除術	ワインレッド色→白色	膵液漏、膿瘍
		血性	出血
		白色	乳び腹水

5 合併症の徴候をみつけたら速やかに対処しよう！

●出血　対応：緊急連絡

陰圧をかけるか医師に確認します。血餅があればドレーンが詰まることがあるため注意します。

刺入部や創部から脇漏れしてくることもあります。**ドレーンからの出血が 100mL/ 時以上**の場合、再開腹術や緊急血管造影（IVR）による止血術が必要になることがあります。

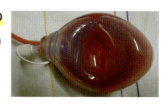

●縫合不全　対応：緊急連絡

　術後3日目ぐらいから発生することが多いです。食事開始とともに**排液量の増加の有無、腸内容・腸液または膿が混じっていないか**を観察します。発生時に発熱がないか、ショック状態ではないかに注意します。特に大腸切除後の縫合不全で便汁性の腹膜炎が生じると、死亡リスクが高まるため、緊急の対応が必要です。

●胆汁漏　対応：緊急性はないが医師に報告

　排液は「ゴールデンバイル」と呼ばれる**金色をしています**。腹水中のT-Bilが高値で、緑がかった排液の場合は、感染が生じているか、ドレナージが不十分である可能性を考えます。

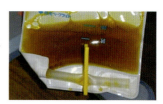

●膵液漏　対応：緊急性はないが医師に報告

　排液がワインレッド色で腹水中のアミラーゼが高値を示す場合、感染が必発です。感染が長引くと膵液により組織が消化され血管が溶け、大出血が起こることがあります。**大出血の数時間前に一瞬、排液に血液が混じる**ことがあり、この場合は緊急連絡が必要です。

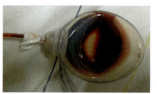

●乳び腹水　対応：緊急性はないが医師に報告

　腸管から吸収された脂肪分が、リンパ管を通る途中で漏れて腹水に混じっている状態です。量が多ければ低脂肪食もしくは絶食、またはオクトレオチドの投与量を減らして自然治癒を待ちます。

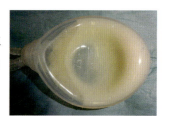

6 ドレーンの自己（事故）抜去に注意しよう！

　自己（事故）抜去が起きた場合は、ドレーンが切れていないか、挿入した長さから変わっていないか確認し、抜去部の観察を行います。**抜去部位を清潔なガーゼで保護**し、完全に抜去されていないときは刺入部の近くをテープで固定します。そしてバイタルサインを測定し、意識レベルと出血の有無を確認します。腹部症状を観察し、速やかに医師に報告して指示を受けます。

想定外POINT！ 患者さんの周囲にはさみなどの危険物があると、せん妄などが起こった場合に患者さんがドレーンを切ってしまったりすることがあるので、はさみなどはしまっておくなど注意が必要です。

先輩のこっそりPOINT！ 出血の識別が困難なときは、ガーゼなどに排液を垂らして色を確認するとよいでしょう。さらに、におい（無臭か、便臭などのにおいはあるか）も確認して医師に報告しましょう。

もう言える！大事なのはココ

1 ドレーンからの排液の性状や量を観察することにより、ドレーンが留置された部位に起こっている異常（術後出血、縫合不全、臓器損傷など）を早期に発見できます。

2 情報収集を目的としたドレーンは、縫合不全や腹腔内膿瘍などの術後合併症が起こった場合には、治療の目的で使用することもあることから、予防的ドレーンの役目も果たします。

3 縫合不全や腹腔内膿瘍などの術後合併症が起こった場合には、ドレナージで体内に貯留した消化液や膿を体外に排出して、患部の環境を整える役割もあります。

引用・参考文献

1) 升森宏次ほか. "ドレーン固定の手順とコツ". 消化器外科のドレーン看護 速習・速しらべBOOK. 瀬戸泰之編. 消化器外科NURSING春季増刊. 大阪, メディカ出版, 2015, 24-5.
2) 加野将之. "ドレーンの主な留置部位". 消化器外科のドレーン看護 速習・速しらべBOOK. 瀬戸泰之編. 消化器外科NURSING春季増刊. 大阪, メディカ出版, 2015, 31.
3) 鳩宿あゆみ. "ドレーンの抜け・接続外れ". 消化器外科のドレーン看護 速習・速しらべBOOK. 瀬戸泰之編. 消化器外科NURSING春季増刊. 大阪, メディカ出版, 2015, 54-5.
4) 竹末芳生ほか編. 術後ケアとドレーン管理. 東京, 照林社, 2009, 252-7, （エキスパートナース・ガイド）.
5) 渡部里紗ほか. "ドレーン管理のポイント". はじめての消化器外科看護. 独立行政法人労働者健康安全機構関西労災病院看護部編. 大阪, メディカ出版, 2017, 100-5, 111.

第2章 | やってみよう!消化器病棟の日常的ケア

5. 栄養チューブの管理

 共通

東邦大学医療センター大橋病院 看護部 7A 病棟　三ツ井香菜

まずはイメージ！こんなケア

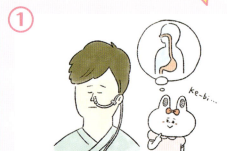

① 経鼻経管栄養。鼻から胃もしくは腸管内へ留置します。

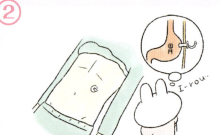

② 胃瘻。腹壁から胃へ留置します。

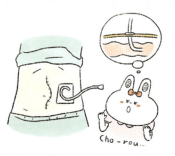

③ 腸瘻。腹壁から小腸へ留置します。

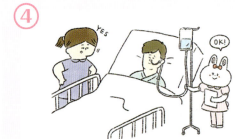

④ 清潔保持や、抜去などのトラブルが起こらないような管理をします。

栄養チューブの管理ってこんなケア！

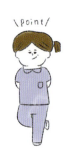

1 一言で栄養チューブといっても、栄養チューブにはさまざまな経路があります。
2 鼻からチューブを入れて、胃もしくは腸管内へ留置するものは、経鼻経管栄養といいます。
3 皮膚を介してチューブを挿入し、胃へ留置するものを胃瘻、小腸へ留置するものを腸瘻といいます。
4 栄養チューブの管理とは、チューブからの栄養投与とチューブの清潔の保持、また抜去などが起こらないように安全を保つことを指します。

栄養チューブの管理はなぜ必要？

そもそも、その患者さんにとって、なぜ栄養チューブが必要なのか考えてみましょう。なんの問題もなく経口摂取が可能な患者さんには、栄養チューブの挿入は必要ありません。では、"問題"とはどういった状態をいうのでしょう。

たとえば、**食思不振で食事が摂れない患者さん**がそうです。ほかにも、嚥下機能が低下して食事を摂取すると誤嚥性肺炎の危険性があり、**栄養経路の変更が必要な患者さん**、腫瘍などによる腸管狭窄のため**固形物の摂取ができない患者さん**、**術後の早期経腸栄養の導入**のため一時的に挿入している患者さんなど、それぞれ理由があって栄養チューブは挿入されています。

栄養チューブを挿入する最たる理由は、そのチューブを使用して栄養を投与することです。しかし、栄養チューブが正しい場所に挿入されていなかったり、何らかの理由で閉塞して栄養チューブが機能しなかったり、あるいは抜去されたりした場合には、必要な栄養の投与ができなくなります。必要な栄養が投与されなければ**患者さんの栄養状態は低下**し、またチューブの再挿入が必要になれば**患者さんに苦痛を与える**可能性が生じることも考えられます。

そのため、患者さんに必要な栄養がきちんと投与されるように、看護師が栄養チューブの管理をすることは大切なことといえます。

要するにこういうこと！

患者さんにとって必要な栄養がきちんと投与されることが第一です。そのため、栄養チューブの位置の観察や、栄養チューブ内の清潔の保持、栄養チューブの抜去が起こらないような固定の方法などの技術を身に付けることが大切です。

やってみよう！栄養チューブの管理

これだけは注意しよう

 栄養剤の投与を開始する前に、口腔ケアを実施し、経鼻経管チューブの挿入位置を必ず確認しましょう。

 栄養チューブの閉塞を防ぐため、栄養剤や内服薬の注入後には30mL程度の微温湯を注入するようにしましょう。

 栄養チューブが不測に抜去されないように、チューブの挿入位置に合わせたテープ固定の方法を理解しましょう。

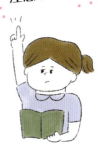

1 必要なものを準備して患者さんの体勢を整えよう！

必要な物品を準備します。栄養剤、経腸栄養バッグ、栄養投与用シリンジ、口腔ケアセット、経腸栄養専用ポンプ、フィーディングアダプタなどが必要です。

まず、患者さんに**栄養剤の投与を始めることを説明します**。次に、体への負担がなければ頭部を30度以上に挙上し、口腔ケアを行います。

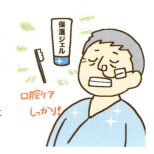

2 チューブの挿入位置を確認しよう！

栄養剤を経鼻経管チューブから投与する場合は、始めに**鼻翼からチューブが逸脱していないか**、次に**咽頭部でとぐろを巻いていないか**を目視します。チューブにシリンジを接続して内容物を吸引し、胃液が吸引できるかを確認します。心窩部に聴診器を当てて10mL程度の空気を入れ、気泡音も確認するとよいでしょう。

腸瘻から行う場合は、**吸引した内容物が腸液であることを確認**します。胃瘻から行う場合は、脱気用フィーディングアダプタを接続し、**胃内のガスを脱気**します。

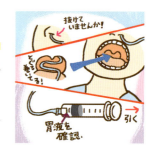

3 投与速度を合わせよう！

チューブに経腸栄養バッグのラインを接続し、**医師の指示に従って投与速度を調節**します。速度が遅い場合は、経腸栄養専用ポンプを使用します。

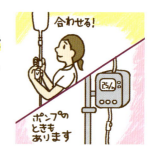

4 患者さんの状態を観察しよう！

投与中の患者さんの状態を観察します。腹部膨満感や嘔気、下痢などが出現する場合は、医師に速度を遅くできないか相談します。経皮的動脈血酸素飽和度（SpO_2）の低下、呼吸状態の変化、痰の増加などがみられる場合は、**気管内に誤注入されている可能性を考えて投与を中止**し、医師に報告します。

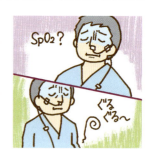

5 後片付けをしよう！

投与が終了したら、30mL程度の微温湯を注入します。逆流を防ぐために、**投与後もできるだけ頭部挙上を維持**します。そして、使用した物品の後片付けをします。

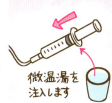

6 栄養チューブの固定をしよう！

どのタイミングでも構いませんが、チューブの固定テープを定期的に貼り替えて、**不測の抜去や、鼻腔の潰瘍形成が起こらないように**します。

本稿で紹介した方法は一例です。さまざまな固定方法があるので、施設でのやりかたや、やりやすい方法で実施しましょう。

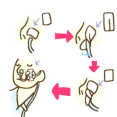

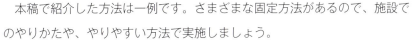

 想定外POINT！ 胃切除後の患者さんでは、腸瘻チューブを挿入したまま退院する場合があります。そのような患者さんには、自宅でチューブの管理ができるように管理方法について指導をしていきましょう。

 先輩のこっそりPOINT！ 物品の清潔保持は大切です。経腸栄養バッグやシリンジは、ディスポーザブルのものを使用します。また、経鼻栄養チューブを長期間留置することも望ましくありません。4〜6週をめどに入れ替えを実施するとよいでしょう。

もう言える！大事なのはココ

1. 栄養剤を投与中に、下痢などの症状が出ていないか、きちんと観察します。これは、栄養剤が吸収されているかどうかの観察ポイントです。

2. 栄養剤の投与を開始する前には口腔ケアを行い、経鼻経管チューブの挿入位置の確認、体位の調整によって誤嚥性肺炎を防ぎます。

3. テープ固定にはさまざまな方法があります。不測の抜去や鼻腔の潰瘍形成などが起こらない固定方法を習得しましょう。

引用・参考文献

1) 杉本こずえほか．"経鼻栄養チューブ挿入後のケアと管理"．写真でわかる経鼻栄養チューブの挿入と管理．山元恵子監．東京，インターメディカ，2011，66-72，（写真で分かるシリーズ）．
2) 伊藤博希ほか．"基本的なチューブ・ドレーン"．ドレーン・チューブ管理＆ケアガイド．佐藤憲明編．東京，中山書店，2014，27-37．

第2章｜やってみよう!消化器病棟の日常的ケア

6. 食事指導

東邦大学医療センター大橋病院 看護部 7A 病棟　三ツ井香菜

まずはイメージ！こんなケア

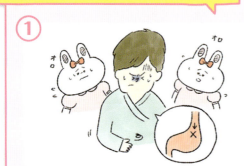

① 消化器疾患のある患者さんは、うまく栄養吸収ができないことがあります。

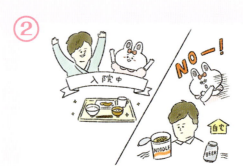

② 退院後の食生活について指導します。

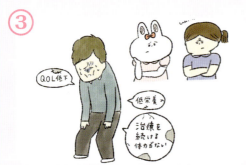

③ 低栄養の状態が続くと、QOL の低下を招きます。

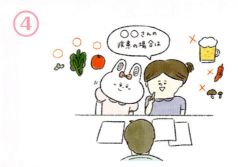

④ 患者さんの疾患に応じて、適切に指導しましょう。

食事指導ってこんなケア！

1. 消化器疾患を抱える患者さんは、うまく栄養を吸収できないなど、栄養状態の変化が起こりやすい状態です。
2. 入院中は管理された食事が提供されていますが、退院後はそれを自身で継続していかなければならないことを理解してもらう必要があります。
3. 低栄養の状態になると、正常な状態まで回復するのにかかる時間は膨大で、QOL の低下を招くことにつながります。
4. 疾患によって指導するポイントが異なるので、患者さんそれぞれの疾患を理解して指導していくことが大切です。

食事指導はなぜ必要?

　消化器疾患を抱える患者さんと食事の管理は、切り離せない関係にあるといえます。潰瘍性大腸炎や肝臓疾患などの内科的疾患の患者さんでは、**その疾患とうまく付き合っていくために**長期的な食事管理が必要になる場合があります。また、腸管切除などの外科的治療の後では、切除部位によって、**指導する食事内容だけでなく食事の際の注意点が異なる**こともあります。

　ほかにも、悪性疾患の患者さんで化学療法が必要な場合、栄養状態が保たれていることが大切です。低栄養の状態では、化学療法を受けることはできません。そういった場合、**必要な治療を受ける前に栄養状態の改善を図る**ことが必要となり、治療開始が遅れかねません。そうなると、患者さんのQOLを低下させてしまうことにつながる可能性もあります。

　消化器疾患では、罹患する前のように自由に食事を摂れない状態にある患者さんも珍しくありません。また、胃の切除後など、物理的に胃の容量が小さくなり食べられなくなることもあります。そういった場合、治療の継続やその疾患と付き合いながら退院後の生活を続けていくために、食事内容の工夫や食事のタイミングなどを入院中に指導します。患者さんの疾患や個別性に合わせた食事指導を実施することは、看護師の重要な仕事の一つです。

要するにこういうこと！

患者さんが低栄養の状態になると、今後の治療の継続やQOLに影響する可能性があります。疾患に合わせた食事の内容や注意点を指導することは、患者さんの退院後の生活にとって重要といえます。

やってみよう！食事指導

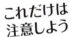これだけは注意しよう

1. それぞれの疾患や切除臓器によって、指導するポイントや注意点が異なることを理解しましょう。
2. 食事の指導を実施する際に、患者さんの理解力やそのときの体調、退院後に実際に食事の準備をするのは誰かなど、情報を収集しましょう。
3. 説明の際はより具体的に、患者さんが自宅などの退院先で実際に行えるように指導します。書面に残して渡すのもよいでしょう。

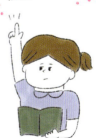

1 情報収集をしよう！

生活背景などの情報収集を行います。

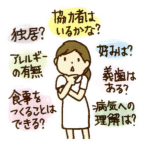

2 環境を整えよう！

指導は**患者さんの体調を考慮して**行います。また、家族などに同席してもらえるよう時間の調整をします。

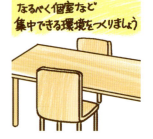

3 食道疾患の指導を理解しよう！

逆流性食道炎の場合、胃液が逆流しやすい**高脂肪や高タンパクの食事は避けます**。また、摂取する食事量は8分目を意識し、食後や就寝時は上体を挙上するように指導します。食道切除後の場合、食道の代わりに胃や小腸を使用しているので消化機能が低下します。そのため食事はよく噛んで、つかえ感があるときはスープなどの流動的なものを摂取するように指導します。**食後は30分～1時間程度、上体を挙上する**ように説明します。

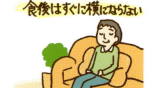

4 胃・十二指腸疾患の指導を理解しよう！

胃・十二指腸潰瘍の場合、**長時間の空腹を避ける**ことが大切です。粥やうどん、卵など消化のよいものをバランスよく摂取するよう指導します。胃・十二指腸の切除後は、胃が小さくなっていることを説明します。消化吸収能力が低下しているのでよく噛んでゆっくり食べること、3回の食事以外に間食の習慣をつけること、また**ダンピング症候群について**も説明します。

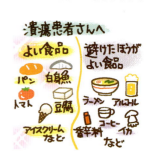

5 小腸・大腸疾患の指導を理解しよう！

　潰瘍性大腸炎の場合、食事は1日3回バランスよく、**タンパク質、カロリー、ビタミンを十分に摂る**よう指導します。小腸・大腸の切除後は腸管が短くなっており、**排便コントロールが難しい**ことを説明します。食事内容に制限はありませんが、消化の悪いイカやきのこ類は控えるほうがよいです。

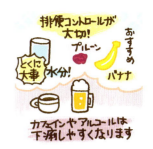

6 肝臓・膵臓疾患の指導を理解しよう！

　肝臓疾患に共通して、**高カロリー、高タンパク、高ビタミンの食事を摂る**ように指導します。疾患や切除により栄養代謝能が低下しているので、食事で補う必要があります。また、アルコールは肝臓に負担をかけるので厳禁です。

　膵臓疾患に共通して、**高脂肪食は膵液の分泌を促進するため、避ける**ように指導します。また、切除範囲によってインスリン療法が必要になるため、低血糖に対する指導も行います。

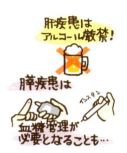

 想定外POINT！　食事摂取量が十分に保てない患者さんの場合には、嗜好に合う少量で高カロリーの栄養剤の摂取を勧めたり、疾患に合わせた栄養補助薬を処方してもらうなど、食事以外のものも活用していきましょう。

 先輩のこっそりPOINT！　病院内に管理栄養士が常駐している場合、管理栄養士の力を借りることも大切です。専門家からの栄養指導は看護師よりも詳しく、わかりやすいでしょう。

> **もう言える！大事なのはココ**
>
> 1. 消化器疾患を抱える患者さんと食事や栄養の管理は切り離せないので、それぞれの疾患に合わせた食事内容や注意点を理解する必要があります。
> 2. 食事が十分に摂れないことなどにより低栄養になると、化学療法などの必要な治療が行えなかったり、QOLの低下につながる可能性もあります。
> 3. 患者さんの生活背景などの情報を収集して、食事指導をするための環境を整えたり、同席する家族などへの連絡・調整をすることも大切な業務の一つです。

引用・参考文献
1) 今村綱男ほか．"膵炎"．消化器看護ケアマニュアル．渡邊五朗ほか編．東京，中山書店，2014，127-96．
2) 今村浪子ほか．"胃・十二指腸潰瘍患者"．ナースのための退院指導マニュアル．改訂第2版．京都府立医科大学附属病院看護部編．東京，南江堂，2003，7-107．

第2章 | やってみよう！消化器病棟の日常的ケア

7. 創部の管理

 外科

新潟大学医歯学総合病院 看護部　阿部麻夏
同　小林 理　坪川慶子

まずはイメージ！こんなケア

①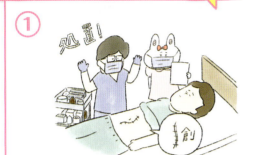
医師と一緒に創部の処置をします。

②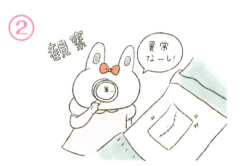
創部の状態を毎日観察します。

③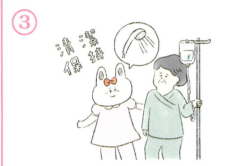
入浴など、創部の清潔の保持に努めます。

④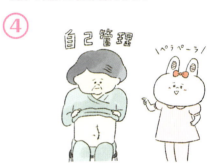
退院指導を行います。

創部の管理ってこんなケア！

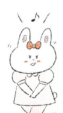

1. 医師と一緒に処置を行いながら、創部の状態を共有します。
2. 創部の状態を日々観察し、異常の早期発見に努めます。
3. 創部の清潔保持に努めます。創感染の場合は、創の状態に応じて処置を行います。
4. 患者さん自身に創部の状態をみてもらい、自宅での自己管理方法を説明します。

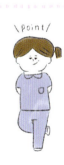

創部の管理はなぜ必要?

1. 術後創感染

●主な原因

消化管内には多種多様の細菌が多量に存在します。消化器外科手術の術後創感染の大部分は、これらの細菌が原因です。

2. SSI

●原因と症状および対処

術後30日以内（人工膜や人工血管などの人工物を使用した手術では1年）に、**手術操作が及んだ部位に発生する感染をSSI（surgical site infection：手術部位感染）といいます**。SSIは皮膚や消化管の常在菌の内因性感染が原因です。大半は重篤な病態には至りませんが、創感染を起こすと炎症反応によって創部の疼痛や離開が生じます。SSIが発生した場合は速やかに適切な対処を行い、**感染の拡大を最小限にとどめ、創の治癒を目指す**ことが大切です。

●診断が遅れた場合の危険性

診断が遅れると、感染は創の表面から皮下組織、深部へと進行します。さらには局所から全身性に炎症が波及し、**進行すると敗血症を生じる**危険性があります。その結果、在院日数が延長し、医療費を増大させ、患者さんの医療に対する満足度を著しく損ないます。

3. 吻合部出血

術直後から注意すべき合併症としては、吻合部出血があります。一般に、吻合部出血の観察目的も兼ねてドレーンが留置されていることが多く、ドレーン排液がそのよい指標になります。吻合部出血が起こると、ドレーンだけでなく**創部からも出血がみられることもあります**。出血性ショックに至る場合もあるので、創部からの滲出液の性状・量に留意して観察することが大切です。

4. 創傷治癒に影響する要因

創傷治癒に影響する要因には、表1に示すようなものがあります。術前から患者さんの状態を把握しておくことも重要です。

表1 ■ 創傷治癒に影響する局所的要因と全身的要因

局所的要因	全身的要因
1. 縫合材料・体内に留置する人工材料・ドレーン類などの異物、壊死組織 2. 温度 3. 酸素 4. 血流 5. pH	1. 低栄養状態 2. 糖尿病 3. 循環動態 4. 肺疾患 5. ステロイドの使用 6. 年齢 7. 喫煙

要するにこういうこと！

消化器の手術創は、「準清潔」「不潔」「汚染」に分類されます。創部の観察や患者さんの背景因子を理解し、それぞれの創に対してアセスメントを行い、適切な処置をしていくことが大切です。

やってみよう！創部の管理

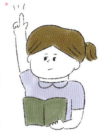
これだけは注意しよう

1. 術後出血に注意しましょう。
2. スタンダードプリコーションを徹底しましょう。衛生的に処置するためには、手袋やマスク、あるいはガウンを含む適切な個人防護具を着用します。また、患者さんに触れる前と触れた後には、必ず手洗いや手指消毒を行います。
3. 創傷治癒過程を理解し、創部を連日観察しましょう。SSIを見逃さないようにしましょう。

1 術後創をみよう！

術後は、**ドレッシング材の汚染状態や出血の有無**を観察しましょう。術直後は、創部にドレッシング材が貼付されているので、医師と一緒に創部を観察します。

ドレッシング材のパッドに染み出した出血や滲出液は、パッドの上層まで汚染した範囲をペンでなぞってマーキングし、その量を観察します。**創部からの滲出液の性状・量**に留意し、出血が多く、増加していく場合は、速やかに医師に報告します。

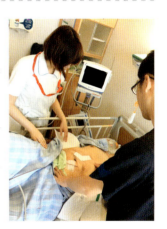

2 ドレッシング材を剥がしてみよう！

術後3日目以降は創感染に注意しましょう。術後の正常な創傷治癒過程を、以下に示します。

1. 炎症期（術後3日まで）：創に残った細菌や壊死組織を除去し、新しい組織ができるように創を清浄化する時期。
2. 増殖期（術後3日〜2週間）：さまざまな細胞が盛んに増殖し、血管新生、肉芽形成、上皮化など、壊れた組織が修復される時期。
3. 成熟期（術後2週間〜10カ月）：肉芽が強化され、瘢痕化した組織になる時期。

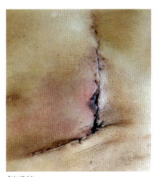
創感染

創部の上皮化は、術後48時間で完成します。術後3日目にドレッシング材を除去し、創部を直接観察します。基本的に**再度のドレッシング材の貼付や消毒は不要**です。

感染徴候の有無（発赤、熱感、腫脹、疼痛）を確認します。創部にこれらの徴候が出現していたり、発熱や白血球数・CRP の上昇がみられたりした場合は創感染の可能性を考え、医師に連絡します。

場合によっては創部を一部開放して、膿の貯留の有無を確認します。壊死組織があれば、デブリドマンを行うこともあります。デブリドマンとは、メスやはさみなどを用いて壊死組織を物理的に切離・除去したり、軟膏を塗布して科学的に除去したりすることをいいます。

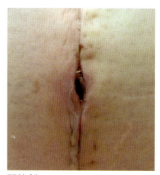

開放創

処置の際には、**患者さんの表情や疼痛への反応**を観察しましょう。

3 創の清潔を保持しよう！

3 日目以降は創が上皮化しているので、周囲環境からの細菌汚染・感染が発生しません。そのため、**シャワー浴を勧めます**。創の洗浄、局所の血行改善、代謝促進などによって、創部の治癒が促進されます。創の洗浄は市販のボディソープで十分です。よく泡立ててから、やさしく洗浄しましょう。洗浄後は、シャワーでよくすすぎます。

想定外 POINT！ 栄養状態が悪いと、創部の治癒も遅延します。食事内容を見直したり、栄養補助食品を導入して栄養状態を改善したりすることも大切です。管理栄養士や栄養サポートチーム（NST）に相談してみましょう。

先輩のこっそり POINT！ 皮膚が脆弱な患者さんの場合は、ドレッシング材を適切に使用したり、剥離剤を使用したりなど工夫し、スキンテア（摩擦やずれなどの外的要因で皮膚がめくれたり裂けたりすること）を予防することが大切です。皮膚・排泄ケア認定看護師や医師とケア方法を検討しましょう。

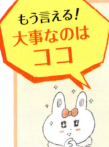

> **もう言える！大事なのはココ**
>
> 1. 創部を観察し、異常を早期発見することが大切です。炎症の徴候（発赤、腫脹、熱感、疼痛）の有無を確認します。
> 2. 創感染が生じたら、状態に応じて適切な処置を行います。処置の際には、患者さんの反応を観察しながら行います。
> 3. 術後3日目以降はシャワー浴を勧めるようにし、創部の清潔を保ちます。

引用・参考文献
1) 中野真寿美. 術後創傷管理の10ルール. 消化器外科NURSING. 13 (5), 2008, 454-5.
2) 藤井雄介ほか. 術後創アセスメント（創管理と創感染）. 消化器外科NURSING. 20 (7), 2015, 602-7.
3) 荒木俊光ほか. 感染創の処置. 消化器外科NURSING. 22 (9), 2017, 778-81.
4) 村田宜夫. "ケアと治療にまつわる疑問あれこれ". 3stepで学ぶ消化器外科Lesson. 消化器外科NURSING春季増刊. 消化器外科ナーシング編集部編. 大阪, メディカ出版, 2004, 255-8.

第2章｜やってみよう！消化器病棟の日常的ケア

8. 疼痛の管理

外科

新潟大学医歯学総合病院 看護部　坪川慶子
同　小林理　阿部麻夏

まずはイメージ！こんなケア

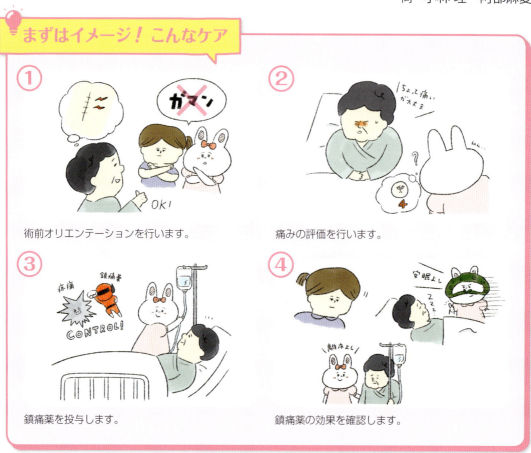

① 術前オリエンテーションを行います。
② 痛みの評価を行います。
③ 鎮痛薬を投与します。
④ 鎮痛薬の効果を確認します。

疼痛の管理ってこんなケア！

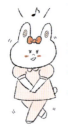

1 術前オリエンテーションで、疼痛は我慢しなくてもよいことを患者さんに説明します。
2 患者さんの疼痛の度合いや性質などを評価します。
3 鎮痛薬を使用して、疼痛をコントロールします。
4 鎮痛薬の効果が得られたかを確認します。

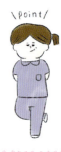

疼痛の管理はなぜ必要？

1. 疼痛がもたらす弊害

術後の疼痛は、術式や侵襲の大きさによって**性質や強さが異なります**。また、患者さんによっても、その感じかたは異なります。

疼痛が適切に緩和されないと、不快な感覚を取り除くことができないだけでなく、**術後の回復に支障をきたす場合があります**。痛みによって深呼吸ができなければ、痰の喀出が妨げられ、肺炎や無気肺などの呼吸器合併症を発症することがあります。

疼痛によって交感神経が亢進すると、血圧が上昇し、脈拍が速くなり、心筋酸素需要が増加します。その一方では、冠動脈が収縮して心筋酸素供給が低下し、心不全などの循環器合併症が増悪する原因となります。さらに、ストレス反応によって血液の凝固能が亢進し、冠動脈の狭窄を助長するうえ、離床が進まなければ**深部静脈血栓症**発症のリスクにもつながります。

また、離床の遅れは腸管の蠕動運動低下をもたらし、**麻痺性腸閉塞**につながるおそれがあります。精神面においては、活動意欲の低下や不安の増強にもつながり、**せん妄やうつ病**などの原因になることがあります。

2. 疼痛の原因

疼痛の原因は創部痛のこともあれば、術後合併症である出血や縫合不全、腸閉塞、腹膜炎などの徴候である可能性もあります。したがって、患者さんの疼痛に**早く気付き、評価し、適切な疼痛コントロールを行うこと**が重要です。

3. 疼痛管理の重要性

適切な疼痛管理によって早期離床が可能になり、呼吸器合併症や循環器合併症が起こりにくくなり、術後の回復も早くなります。また、疼痛を適切にアセスメントすることは、重要な合併症の早期発見にもつながります。

しかし、一言でいっても、疼痛の評価や対処方法はさまざまです。そのつど適切に評価・判断し、適切に対処・疼痛緩和する必要があります。

要するにこういうこと！

疼痛は心身ともに患者さんのストレスになります。患者さんは疼痛に耐えようと呼吸や咳嗽を抑制し、体動を制限するため、合併症を生じやすくなります。適切な疼痛アセスメントと鎮痛は、術後合併症の予防につながります。

やってみよう！疼痛の管理

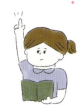

これだけは注意しよう

 疼痛の原因は創部由来だけでなく、創部以外の場合もあります。後者の場合は出血や縫合不全、イレウス、腹膜炎などの徴候である可能性もあります。

 適切なアセスメントを怠ると重要な合併症を見逃すことになり、危険な状態に陥る場合もあります。

1 オリエンテーションをしよう！

術前から、どんなときに疼痛が生じるかを説明し、疼痛に対する**予防策を練習します**。疼痛が起こりにくい排痰方法や体の起こしかたなど、痛みが生じやすい場面での対処方法も説明します。開腹手術後に咳をするときは、写真のように、お腹を押さえながら行うと痛みが軽減します。

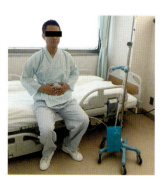

2 疼痛を評価しよう！

患者さんの**表情やしぐさから疼痛を評価**しましょう。疼痛評価のスケールには、さまざまなものがあります（図1）。また、疼痛が創部痛か、術後出血や縫合不全によるものか、イレウスによるものかのアセスメントは、重要な合併症の早期発見につながります。

手術を受けた患者さんには、**創部に発生する体性痛、手術操作を受けた臓器に生じる内臓痛**が混在しています。そのため、バイタルサインやドレーン排液の量・性状など、疼痛以外の症状も観察する必要があります。

疼痛は患者さんの不安を増強させます。不安が増強している患者さんには、鎮痛薬の投与だけでなく、共感的態度で接するなど、不安の軽減にも努めましょう。

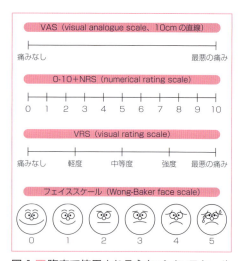

図1 ■ 臨床で使用される主なペインスケール

3 適切な鎮痛薬を投与しよう！

鎮痛薬にはさまざまな種類があります。**使用する薬剤の効果や効果的な用法**を理解し、適切に選

択しましょう（図2）。また、副作用にも注意して観察します。

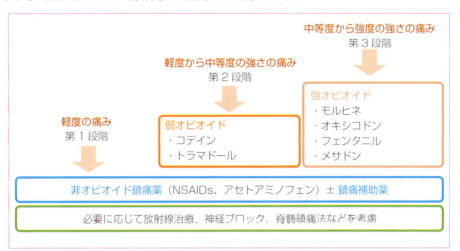

図2 ▪ WHO3段階除痛ラダー
鎮痛薬は「WHO3段階除痛ラダー」に沿って選択する。診察時の痛みの強さによっては第2段階、第3段階からスタートする。

4 鎮痛薬の効果を確認しよう！

評価スケールを用いて鎮痛薬投与後の痛みを尋ねます。痛みで血圧や心拍数が上昇していた場合は、それが落ち着いたかどうかも参考になります。鎮痛の効果が不十分なときはすぐ次の対処ができることを説明し、患者さんの安心感が得られるよう努めていきます。

5 硬膜外カテーテルを管理しよう！

硬膜外鎮痛法は、硬膜外腔に注入器を用いて局所麻酔薬やオピオイドを持続的に注入する方法です。優れた鎮痛効果が期待できる一方で、交感神経遮断による血管拡張に伴う血圧低下や、オピオイド投与による嘔気出現の可能性もあります。**バイタルサインの変動や副作用の出現**に注意しましょう。

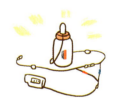
硬膜外持続注入器

6 体位の工夫をしよう！

創部痛は**腹圧によって増強される**ため、膝の屈曲や上半身の挙上、セミファウラー位や安楽枕の使用など、創部痛がやわらぐ体位を工夫します。

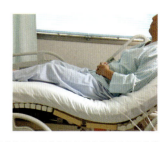

想定外POINT！
高齢者では、筋肉量の低下と代謝能の低下により薬剤の体内貯留が乱れ、予期しない作用が出現したり、効果が遷延したりすることがあります。そういった症状がみられたときは、医師や薬剤師に薬剤の量を相談しましょう。

先輩のこっそりPOINT！
術後は、疼痛と同様に不眠を訴える患者さんが多いです。不眠は疼痛の増強や術後せん妄を引き起こす原因にもなるので、十分な睡眠が得られるようなケアの計画を立てましょう。

もう言える！大事なのはココ

 1　術前から、術後のイメージができるようにオリエンテーションを実施します。

 2　術後の疼痛の存在は回復を妨げ、合併症を引き起こす原因となるので、鎮痛薬を使用して疼痛をコントロールします。

 3　疼痛の原因を適切にアセスメントすることで、合併症の早期発見につなげます。

引用・参考文献
1) 三上城太. 疼痛. 消化器外科NURSING. 21 (12), 2016, 1100-8.
2) 勝田枝理子ほか. 消化器外科看護マニュアル. 消化器外科NURSING春季増刊. 辻仲利政編. 大阪, メディカ出版, 2008, 127.
3) 冨田英津子ほか. "痛みのケアの基本のきほん". 3stepで学ぶ消化器外科Lesson. 消化器外科NURSING春季増刊. 消化器外科ナーシング編集部編. 大阪, メディカ出版, 2004, 178-91.

第2章｜やってみよう!消化器病棟の日常的ケア

9. 離床支援

 共通

新潟大学医歯学総合病院 看護部　小林 理
同　坪川慶子　阿部麻夏

まずはイメージ！こんなケア

①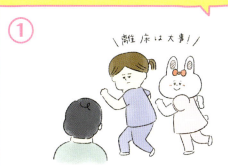
術前から離床の必要性や方法を説明します。

②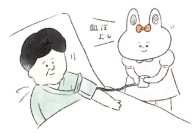
患者さんの状態を確認します。

③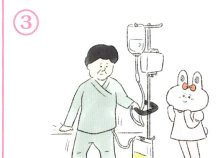
ドレーンなどのライン類を整理します。

④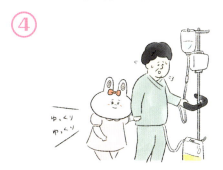
患者さんの離床を支援します。

離床支援ってこんなケア！

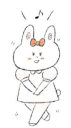

1 術前から、離床の必要性についてオリエンテーションを実施します。
2 離床前の患者さんの状態をよく観察し、離床ができる状態かどうかを確認します。
3 ドレーンや点滴ラインなど、周囲の環境を整えます。
4 患者さんの状態を確認しながら、離床を支援します。

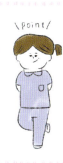

離床はなぜ必要？

1. 離床とは

「離床」という言葉を辞書で調べると、「床を離れること」とされています。消化器病棟では、手術や疾病の罹患によって起こる臥床状態から、坐位・立位・歩行を行い、**日常生活動作の自立へ向かっていくこと**を指します。

2. 手術治療の合併症

手術後には、さまざまな合併症が起こる可能性があります。術後に臥床していることで、気道内分泌物の貯留、横隔膜や胸郭の運動抑制による低換気、無気肺、肺炎のリスクが高まります。また、腸蠕動不全による麻痺性イレウスは、患者さんの経口摂取開始を遅らせ、胃管留置が長期化する原因ともなります。筋力低下、関節拘縮などの廃用症候群は、活動性の低下のみならず、褥瘡発生のリスクにもつながります。そのほかにも、深部静脈血栓症や術後せん妄など、たくさんの合併症が存在します。

早期の離床を支援することは、**これらの合併症を予防**し、**患者さんの QOL の維持・向上**につなげることができる大切なケアです。

3. 離床に伴う困難とは

しかしながら術後の患者さんは、手術侵襲による体力の消耗や気力の減退、体動に伴う創部痛の増強、不安などを多く抱えています。そのため、離床が必要であったとしても、うまく進められないこともあるでしょう。

そこで、術前から**離床の必要性や効果を説明する**離床支援が求められます。

要するにこういうこと！

手術治療には、呼吸器合併症、麻痺性イレウス、廃用症候群、深部静脈血栓症、術後せん妄など、さまざまな合併症のリスクがあります。早期離床は術後合併症の予防と、患者さんの QOL 維持につながるため、離床支援が重要になります。

やってみよう！ 離床支援

> **これだけは注意しよう**
>
> 1. 患者さんが離床の必要性を理解できるよう、術前からオリエンテーションを実施しましょう。
> 2. 患者さんが離床できる状態かどうかを確認しましょう。
> 3. 周囲の環境を整えましょう。
> 4. 肺血栓塞栓症に注意しましょう。

1 オリエンテーションを実施しよう！

術前から、術後のスケジュールを説明しておきましょう。早期離床によって**さまざまな効果が得られることを説明**すると、患者さんは離床の必要性を理解できるので、協力を得やすくなります。

2 患者さんの状態を観察しよう！

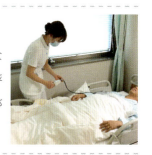

患者さんは**離床できる状態でしょうか**？ バイタルサインを測定するなど、よく観察してから離床を実施しましょう。頻脈が続いている、頻呼吸である、血圧が低いなど、バイタルサインが不安定な場合や、痛みが強い場合は、離床のときに注意しましょう。

3 周囲の環境を整えよう！

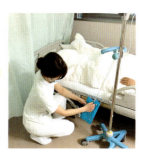

術後の患者さんの周囲には、ドレーンやカテーテルがたくさんあります。点滴やドレーンは引っ張られていないかなど、**患者さんの安全をしっかり確認**し、準備を整えてから離床を実施しましょう。

術後早期は、ベッドサイドに医療機器が置かれていることも多いです。ベッドサイドの環境も整えましょう。環境整備によって、安全な環境が確保できます。

4 離床してみよう！

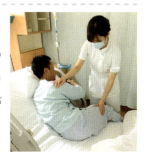

起き上がりかたにはコツがあります。まずは側臥位となり、足を下ろしながらベッドをギャッチアップします。そして、ベッド柵を押すようにして腕の力で体を起こすと、**腹部の筋肉を使わずに済む**ので、痛みが生じにくくなります。

5 肺血栓塞栓症に注意しよう！

立位が可能となったら、まずはベッドサイドでの足踏みから始めますが、その際には必ず看護師が付き添います。

呼吸苦や、胸痛・胸部不快感が生じないかを観察しましょう。そのような症状があればまず安静にしてもらい、早急に医師に連絡します。経皮的動脈血酸素飽和度（SpO_2）を測定し、低下している場合は酸素投与も行います。

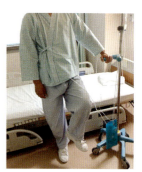

想定外POINT！ 創部の痛みが強くてなかなか離床できない場合は、事前に鎮痛薬を使用して除痛効果を得てから実施するとよいでしょう。離床を妨げている原因をアセスメントしましょう。

先輩のこっそりPOINT！ 「歩くなんて、とても無理」と言う患者さんに対しては、「まずは体を起こすところから始めましょう」と説明して離床を促しましょう。患者さんに合わせた目標を設定することも有用なアプローチです。

もう言える！大事なのはココ

1. 術前から、離床の必要性を患者さんと共有しておきます。
2. 離床前には環境整備や患者さんの観察を行って、しっかり準備を整えます。
3. 離床時には肺血栓塞栓症に注意します。

引用・参考文献

1) 前田梨佐ほか. 消化器外科看護マニュアル. 消化器外科NURSING春季増刊. 辻仲利政編. 大阪, メディカ出版, 2008, 32-4.
2) 下山理史. 術後の離床. 消化器外科NURSING. 14（5）, 2009, 472.

第2章 | やってみよう！消化器病棟の日常的ケア

10. 呼吸訓練

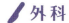外科

大阪大学医学部附属病院 西10階病棟　松宮朱美

まずはイメージ！こんなケア

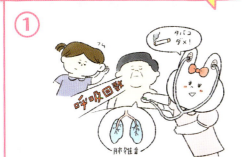

① 呼吸回数や肺雑音の有無などをチェックします。禁煙指導も徹底します。

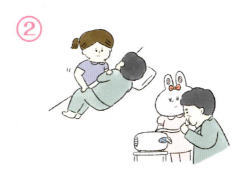

② 術後は必要に応じて体位変換やネブライザー吸引を実施します。

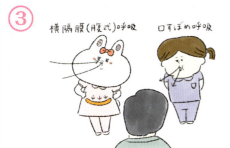

③ 術前から横隔膜呼吸や口すぼめ呼吸の練習をしてもらいます。

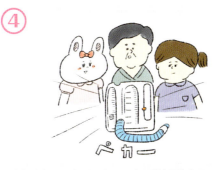

④ 肺合併症の予防のために、呼吸訓練器を使用します。

呼吸訓練ってこんなケア！

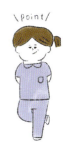

1 禁煙指導の徹底や既往歴の聴取のほか、胸部X線、血液ガスデータ、呼吸音、呼吸回数、チアノーゼ、肺雑音の有無などを確認します。

2 術後の疼痛のため、深い呼吸がしっかりできなかったり、喀痰喀出が困難な場合は、2時間ごとの体位変換や、必要時にはネブライザー吸入を実施します。

3 急性期の全身状態の回復のため、術前から横隔膜呼吸（腹式呼吸）や口すぼめ呼吸の方法を患者さんに指導します。

4 術後の肺合併症を予防するために、術前にインセンティブスパイロメトリ（呼吸訓練器）を活用し、肺の再膨張を促します。

呼吸訓練はなぜ必要？

術後は手術侵襲による呼吸筋の障害や創部痛があり、腸管浮腫によって咳嗽（がいそう）反射も低下するため、喀痰喀出が困難となり、呼吸困難の原因となります。

また、喫煙歴がある患者さんでは、喫煙により気道の粘液分泌が増加して痰がからみやすいことが多いです。そのほか、創部痛により、上胸部優位の浅く速い呼吸パターンとなり、下肺が低換気状態となって肺胞の虚脱が進み、無気肺や肺炎に移行しやすくなります。

そのため、**家族も含めた術前からの禁煙指導**をはじめ、**呼吸訓練の必要性の説明**と、呼吸訓練に積極的に取り組んでもらうためのアプローチが重要となります。

呼吸訓練は、肺の再膨張を促して肺胞の虚脱を防止します。また、呼吸機能を最大限に保つなどの効果があり、肺合併症の予防や酸素化を促進します。特に喫煙者、高齢者、呼吸器疾患のある患者さんには、**術前から積極的に呼吸訓練を実施してもらう**ことで、よりスムーズに急性期の全身状態を回復させることができます。

要するにこういうこと！

術後は手術侵襲による呼吸筋の障害や創部痛があり、腸管浮腫によって咳嗽反射も低下するため、喀痰喀出が困難となり、それが呼吸困難の原因となって肺炎や肺合併症を起こすリスクが高まります。肺炎になると重篤化しやすいので、注意が必要です。

術前から呼吸訓練を開始することで、術後合併症の発症リスクを低くすることができます。

やってみよう！呼吸訓練

これだけは注意しよう

1. 禁煙指導を徹底します。そして患者さんが肺炎や慢性呼吸器疾患（CODP、間質性肺炎、肺結核後遺症）の急性増悪、喘息発作など、活動に伴う呼吸困難感により離床が制限されていないか、処置前に必ず確認してから呼吸訓練を実施します。
2. 正しい方法で訓練が実施できているか、処置中の行動を確認します。また、患者さんの精神状態も注意深く観察しましょう。
3. 処置後、過度の訓練による過換気、めまい、疲労を起こしてないか注意しましょう。呼吸方法の評価をふまえて目標の数値を達成できているか評価し、必要に応じて目標や計画を修正します。

■1 呼吸状態を総合的にアセスメントし、呼吸訓練の必要性を患者さんに説明しよう！

呼吸訓練にはいくつか方法があります。患者さんによって適応となる方法が違うので、**患者さんの既往歴や呼吸状態を総合的にアセスメント**し、最も適した方法を選択します。なお、患者さんに詳しく説明したうえで実施しましょう。

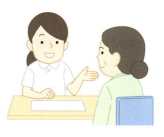

■2 疼痛コントロールを図り、定期的に体位変換を実施しよう！

術後、呼吸状態がよくない患者さんのなかには、**疼痛により離床が進んでいなかったり、ベッド上のポジショニング不良によって呼吸が抑制されている**ことがあります。疼痛の改善には鎮痛薬の使用を考慮し、体位変換により喀痰喀出を促しましょう。

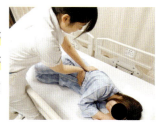

■3 横隔膜呼吸（腹式呼吸）を実施してみよう！

頸部や肩甲帯にある呼吸補助筋の代わりに横隔膜を利用することで、**呼吸仕事量を減少させ、換気効率の改善**が期待できます。

●方法

①患者さんの手を自身の前胸部と上腹部に置き、自分の呼吸様式を認識してもらう。患者さんの手の上から医療従事者の手を重ね、患者さんの上腹部を横隔膜に向けて静かに圧迫する（創部やみぞおちは避ける）。

②圧迫していた上腹部の手を緩め、自然に上腹部が持ち上がるように吸気を促す。

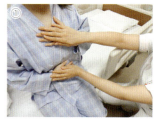
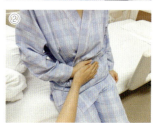

想定外 POINT！ 進行した肺気腫により横隔膜が平低化している場合は、横隔膜の収縮機能が低下しているため、腹式呼吸の実施が難しいことがあります。

また、安静時であっても呼吸が亢進していて呼吸困難感がある場合には、腹式呼吸を実施するとかえって呼吸困難感が増加することがあります。

4 インセンティブスパイロメトリを活用してみよう！

　トリフローⅡ、ポーテックス・クリニフロー™、ポーテックス・コーチ2™などのインセンティブスパイロメトリは、全身麻酔による手術の前後に繰り返し使用することで**気道の開存性を保ち、喀痰の排出を改善して、換気不全や無気肺を予防する**と考えられています。器具を用いて視覚的にフィードバックするため、訓練の動機付けがしやすいことも利点です。患者さんとともに使用方法を確認し、きちんとできているか観察して指導します。

●使用方法

　ホースから息を吸うと、シリンダー管の中の玉が左から順に上昇する。吸うのを止めると玉が落ちるしくみになっている。

　思い切り息を吸って玉を頂点にとどめる。1個目が上昇したら2個目、3個目と徐々に行っていく。3個すべてを2秒以上とどめるのを、1回10セットで1日数回、時間を決めて実施する。

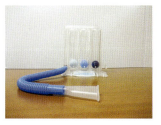
トリフローⅡ

想定外POINT！ 過度の疼痛や広範囲の肺虚脱、気管支攣縮がある場合、また肺活量が約10mL/kg以下、最大吸気量が予測値の3分の1以下の深呼吸ができない場合は実施後に過換気となり、めまいを起こすことがあります。決められた回数を守ることが重要です。

5 口すぼめ呼吸を実施しよう！

　口をすぼめて呼吸することによって、呼気時の気道内圧が上昇して気道の閉塞が軽減します。それとともに呼気がゆっくり排出されるようになり、**末梢気道の虚脱を予防する**ことができます。すなわち**1回換気量が増加するため、換気効率や酸素化の改善**が期待できます。良好なポジショニングがとれているか、正しい方法で訓練が実施できているか、観察、指導します。訓練後は、①呼吸困難感が改善したか、②高音性ラ音が改善されたか、③努力呼吸が軽減し腹直筋の収縮が弱まったかを確認し、評価します。

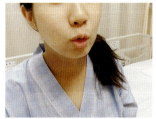
誤った口すぼめ呼吸

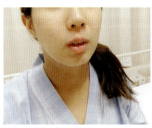
正しい口すぼめ呼吸

●口すぼめ呼吸の正しいやりかた

　鼻から息を吸い込み、口唇を軽く閉じた状態から「f」「s」「t」の音を出しながら、ゆっくりと口から呼出する。

6 術前からできる訓練を行おう！

排痰方法として、合併症予防のための深呼吸や、仰臥位での含嗽を練習しましょう。

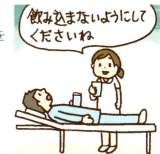

 想定外POINT！ 疼痛や倦怠感が強い場合は鎮痛薬の使用を考慮して、状態に合わせて訓練を継続します。呼吸困難感が出現した場合はただちに訓練を中止し、訓練方法を再考することが大切です。

 先輩のこっそりPOINT！ 呼吸訓練の際は、実施するタイミングを事前に患者さんに説明し、積極的に効果的な訓練ができるようにします。必要であれば家族や他職種にも協力を得るなど、患者さんが前向きな気持ちになるように配慮しましょう。

もう言える！大事なのはココ

1. 呼吸訓練の必要性を患者さんに説明し、理解を得るようにします。
2. 術前から患者さん自身が積極的に呼吸訓練に取り組めるような指導を心がけます。
3. 既往歴や訓練に必要な術式を正確に把握します。呼吸状態を観察・アセスメントし、適切な呼吸訓練を実施します。
4. 高齢者や術後の患者さんは肺合併症を起こしやすく、肺炎になると重篤化しやすい特性を持っていることに注意します。

引用・参考文献
1) 独立行政法人労働者健康安全機構関西労災病院看護部編．はじめての消化器外科看護．大阪，メディカ出版，2017，8-62．
2) 佐久間理子ほか．"呼吸訓練"．消化器外科看護ダンドリBOOK．消化器外科NURSING春季増刊．土岐祐一郎監．大阪，メディカ出版，2018，125-8．

第2章 | やってみよう！消化器病棟の日常的ケア

11. 排便の管理

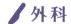

大阪大学医学部附属病院 西10階病棟　松宮朱美

まずはイメージ！こんなケア

①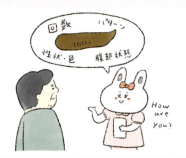
排便回数や便の性状などを患者さんに確認します。

②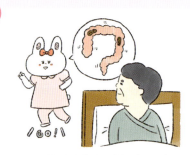
腸蠕動を促すために、離床・歩行をしてもらいましょう。

③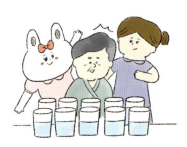
1〜1.5L/日の水分摂取が必要であることを説明しましょう。

④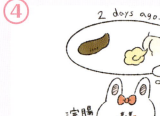
排ガス・排便が2日みられなければ、下剤や浣腸の使用を検討します。

排便の管理ってこんなケア！

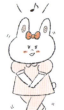

1. 排便回数、パターン、便の性状、色、腹部状態を確認します。必要時には、看護師が観便します。
2. 腸蠕動（ぜんどう）を促すためには術後の早期離床が重要であることを説明し、患者さんに歩行してもらいます。
3. 食事以外に1〜1.5L/日の水分を摂るよう指導します。
4. 排ガス・排便が2日みられなかったら、必要に応じて下剤や浣腸などの使用を考えます。

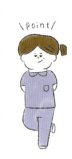

排便の管理はなぜ必要？

術式によっては術後に一時的に腸管運動の低下が認められ、それにより**麻痺性イレウス**を起こすことがあります。また、創傷治癒過程において小腸が癒着することがあり、そのときに小腸がねじれた形で癒着し、ねじれた部分で通過障害が生じて**癒着性イレウス**を起こすこともあります。便秘になると嘔気や食欲低下をきたし、術創の治癒が遷延するおそれがあります。

また、消化器病棟では高齢で認知機能低下があり、既往歴も複雑といった患者さんが多く、在院期間短縮により入院期間も短いため、退院後の生活もふまえたケアを構築することが病棟看護師には必要となります。そこで重要になるのが排便の管理です。

要するにこういうこと！ 入院という環境の変化、手術による影響などで患者さんは便通に変調をきたしやすく、入院患者さんの訴えのなかで便秘は上位を占めています。そのため、排便の管理は消化器病棟の日常ケアとして重要となります。

やってみよう！排便の管理

これだけは注意しよう

1. 腹部症状（嘔気、嘔吐、排ガス、排便の有無）をよく観察することが大切です。
2. 直腸の術後の患者さんには座薬や浣腸の使用が禁じられている場合もあるので、禁止事項を事前に必ず医師に確認します。浣腸を実施するときは、左側臥位が基本です。立位での浣腸実施は、直腸穿孔のリスクがあるため注意が必要です。
3. 下剤服用後は腸蠕動が活発になり、腹部の痛みが出現することを事前に説明しておきましょう。

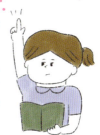

1 腹部症状（嘔気、嘔吐、排ガス、排便の有無）を観察しよう！

患者さんが自分の体の状態を把握できるように、**排便回数などを記録する**よう指導します。加えて、普段と違った症状があれば、速やかに看護師に伝えるように説明しましょう。

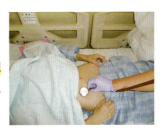

2 早期離床、適度な運動、水分摂取を促そう！

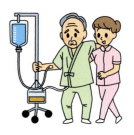

　適度な運動が腸蠕動を促すことを患者さんに説明し、早期離床の必要性について理解を得ることが重要です。また、疼痛があり離床が進まないときは鎮痛薬の使用などを考慮します。**水分摂取が硬便を予防する**ため、その必要性を説明し、食事に加えて1～1.5L/日を飲水するよう指導します。

3 便秘時には腹部マッサージを行おう！

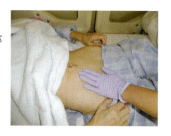

　術後に便秘となった場合、創部を避け、患者さんの呼吸を整えながら、**「の」の字を描くようにマッサージ**を行います。

4 便秘は我慢させず、下剤や浣腸を実施しよう！

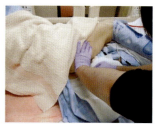

　排便が2日みられないときは、医師と相談のうえ、緩下剤や下剤の投与を考慮しましょう。もしくは、医師の指示を受け、浣腸によって排ガス、排便を促します。

　ただし、浣腸禁忌の確認は大切です。浣腸実施時は**羞恥心に配慮し、プライバシーの保護に努めます**。

5 生活習慣の指導をしよう！

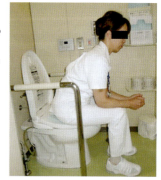

　退院後の生活もふまえ、排便がスムーズになるようトイレではやや前傾姿勢をとることや、食後は決まった時間にトイレに誘導するなど、**生活習慣を入院中に整える**ことが重要です。

6 消化を助ける食事指導を行おう！

少量ずつゆっくりよく噛んで（1口20〜30回）食べる、食物繊維の多い食品（海藻類、イモ類、キノコ類、根菜類、果実類）は小さめに切って食物繊維を細かくするなど、**消化を助ける食べかたを指導**しましょう。

歯牙の欠如、義歯の噛み合わせ不良などがあれば治療を促し、十分に咀嚼できるようにします。

想定外POINT！ 患者さんによっては術後の便秘を我慢したり、排泄介助をためらう場合があります。排便のコントロールはもちろんですが、遠慮なく声をかけてもらえるよう普段からコミュニケーションをとりましょう。

先輩のこっそりPOINT！ 入院生活という環境の変化、病気に対しての不安から排便困難となることがあります。プライバシーの保護や環境の調整はもちろん、共感的傾聴も看護師としての大切な仕事です。

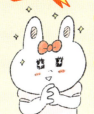
もう言える！大事なのはココ

1. 排便の管理に必要な情報として、既往歴や手術の内容を把握して、排便状態・腹部状態を観察し、適切な排便の管理を選択することが大切です。
2. 便秘を予防するために、適度な運動と必要な水分摂取を促します。
3. 退院後にイレウスになることもあるため、入院中から退院後の生活に即した排便の管理を患者さんとともに考え、必要時には地域との連携を図ります。

引用・参考文献
1) 高橋則子ほか．"手術患者の看護"．臨床外科看護総論．東京，医学書院，2016，326-70，（系統看護学講座別巻）．
2) 独立行政法人労働者健康安全機構関西労災病院看護部編．はじめての消化器外科看護．大阪，メディカ出版，2017，8-62．

第 2 章 | やってみよう！消化器病棟の日常的ケア

12. ストーマケア

 共通

国立研究開発法人国立がん研究センター中央病院 看護部 15A 病棟　尾崎愛香
同 看護部 皮膚・排泄ケア認定看護師　工藤礼子

まずはイメージ！こんなケア

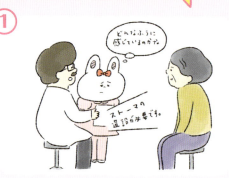

① ストーマ造設を告げられた患者さんの気持ちによりそいましょう。

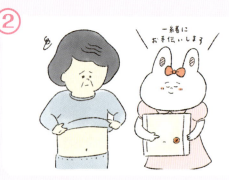

② ストーマサイトマーキングを行います。

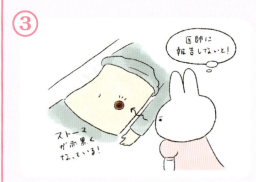

③ 術後、ストーマに異常がないか観察します。

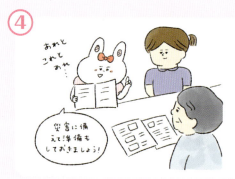

④ 退院後の生活について説明します。

ストーマケアってこんなケア！

1. 患者さんはストーマ（人工肛門）造設が必要であることを告げられた際に、衝撃を受けます。患者さんの気持ちによりそい、ストーマ受容のための支援を行います。
2. 患者さん自身が管理しやすい場所に、ストーマサイトマーキング（位置決め）を行います。
3. 術後には早期合併症の予防と早期発見に努めます。
4. 患者さんの退院後の生活を見据えたセルフケア支援を行います。

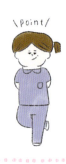

術前からのストーマケアはなぜ必要？

医師からストーマ造設を告げられて、患者さんは衝撃を受けた状態です。患者さんやその家族は、手術に対する不安だけでなく、「これまでできていたことが、すべてできなくなるのではないか」という不安も感じます。**心配に思う点について具体的に話を聞き、その軽減に努める術前オリエンテーション**が必要です。無理強いはせずに、患者さんの反応に合わせて行いましょう。

そしてセルフケアが行いやすいように、また合併症予防のためにストーマサイトマーキングを行います。それにより、**患者さんがストーマケアをよりイメージしやすくなります**。必ず医師から指示をもらい、どのような手術を受けて、どこの位置にマーキングが必要か確認しましょう。

ストーマサイトマーキングは基本的に**クリーブランドクリニックの5原則**で行います。①臍よりも低い位置※、②腹部脂肪層の頂点、③腹直筋を貫く位置、④皮膚のくぼみ、しわ、瘢痕、上前腸骨棘の近くを避けた位置、⑤本人が見ることができ、セルフケアしやすい位置となります。必要物品（図1）を準備し、プライバシーを守れる場所で行いましょう。

原則をふまえたうえで、日常生活の状況（趣味や職業など）、また年齢などを考慮します。個別性に応じたマーキングを行うことで、QOLの向上につながります[1]。

※肥満患者では、臍よりも低い位置での造設は難しい場合もあります。

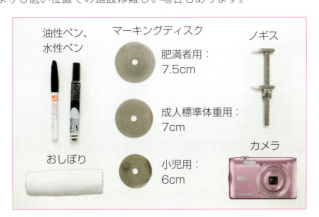

図1 ■ ストーマサイトマーキングに必要な物品

要するにこういうこと！ 看護師に求められるのは、ストーマ造設を肯定的に捉えて積極的に患者さんとかかわる姿勢と、患者さんが安心して受けられる確実なストーマケアを提供することです。患者さんの心理状態に合わせて介入していきます[2]。

やってみよう！ストーマケア

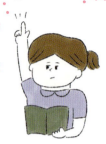

これだけは注意しよう

1. 主な早期合併症にストーマ血流障害やストーマ壊死があります。粘膜が部分的、あるいは全体的に黒色で、硬く、光沢がないといった状態は、血流障害や壊死の徴候です。すぐに医師に報告して、診察を依頼します。
2. ストーマ壊死を起こすとストーマ脱落に至ることがあり、注意が必要です。壊死の範囲を測定し、記録用に写真を残し、経過を観察しましょう。

---

1 ストーマを観察しよう！

正常なストーマは色がピンク～鮮紅色で、湿潤しています。ストーマ周囲の皮膚はストーマに近い箇所から、ストーマ粘膜皮膚接合部、ストーマ近接部、面板（皮膚保護剤）貼付部、面板貼付外周部と分類されます。どこがどのような状態かを記録しましょう。

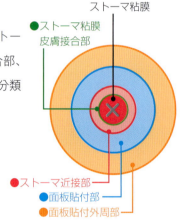

---

2 ストーマサイズを計測しよう！

ストーマサイズは**縦径×横径×高さで記録**します。ストーマの高さとは、皮膚から排泄口までのことを表します。術直後から数週間は、**粘膜浮腫によりストーマ基部と粘膜最大径に差**があり、真横からみるとマッシュルームのような形になることがあります。その場合は両方のサイズを計測しましょう。

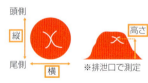

ストーマサイズ＝縦径×横径×高さ

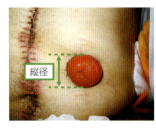
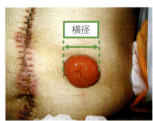
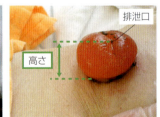

（写真は文献3より引用）

3 装具交換をしよう！

円滑に装具交換を行うためには、**事前に準備を万全に整えることが大切**です。患者さんに指導する際にも、必ずすべての物品を並べてから説明を始めます。

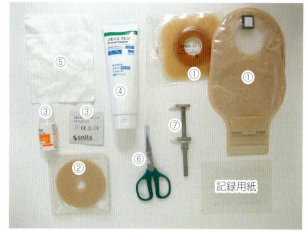

必要物品：①交換用装具、②用手成形皮膚保護剤、③粘着剥離剤、④洗浄剤、⑤ガーゼ、⑥はさみ、⑦ノギス。そのほか、カメラ、廃棄用の袋、湯（湯を入れる容器）。

4 セルフケア支援をしよう！

セルフケアについて説明する際は、患者さんのほか、できればキーパーソンも説明に同席できるように予定を立てましょう。ただし、**患者さん自身にキーパーソン同席の希望と同意を確認すること**が大切です。自己管理が難しい、あるいはキーパーソンがいない場合は訪問看護の導入も考慮します。また、退院後に注意すべき点について、病院内で使用しているパンフレットを用いてオリエンテーションしましょう。

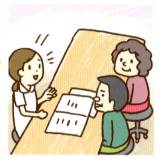

5 社会保障制度を理解しておこう！

永久的ストーマを造設した場合は、**身体障害者手帳が交付されます**。申請の手順としては、居住地の市区町村の福祉課などで「身体障害者手帳交付申請書」と「身体障害者診断書・意見書（ぼうこう又は直腸機能障害用）」を入手します。その際に、患者さんが手術を受ける医療機関に診断書を記入できる医師（指定医）がいるかを確認しましょう。

指定医による診断書・意見書の記入後、市区町村の福祉課などに必要な書類を提出します。1〜2ヵ月の障害認定審査の後、身体障害者手帳が交付されます。**手術日から身体障害者手帳の申請が行える**ため、申請書類は入院前に準備しておくとよいでしょう[4]。

想定外POINT！

一時的ストーマ造設では身体障害者手帳は交付されませんが、一部の市区町村では助成金を交付しているところもあります。患者さんには、居住している市区町村に問い合わせるよう説明してください。

先輩のこっそりPOINT！

マーキング位置と実際に造設された位置を、術後に確認するようにしましょう。位置の修正があった際には医師にその理由を聞き、今後のケアに生かします。術後の腹壁やセルフケアの状況も観察し、患者さんにとって適切な位置であったか評価することが大切です。

もう言える！大事なのはココ

1. 術前からの介入により、患者さんのストーマの受容とセルフケアを支援します。
2. 術後はストーマの観察を丁寧に行い、記録に残すことで、ストーマ血流障害などの早期合併症の発見に努めます。
3. 確実な装具選択を行い、漏れを防止することで、患者さんが管理しやすく、またストーマに対して悪いイメージを持つことなく、その人らしい生活ができるように支援します。

引用・参考文献

1) 内藤直美. ストーマサイトマーキング. 第28回東京ストーマリハビリテーション講習会. 2017, 68.
2) 岩崎弘容. 術前ケア. 消化器外科NURSING. 22 (2), 2017, 115.
3) 平井詠子. 術直後のアセスメント. 消化器外科NURSING. 22 (2), 2017, 35.
4) 片山育子ほか. "利用できる社会資源には何があるの？". はじめてのストーマケア. 大阪, メディカ出版, 2007, 59-60, (はじめてのシリーズ).

第2章 | やってみよう！消化器病棟の日常的ケア

13. せん妄のケア

 共通

国立研究開発法人国立がん研究センター中央病院 看護部 15A 病棟　尾崎愛香
同 看護部 皮膚・排泄ケア認定看護師　工藤礼子

まずはイメージ！こんなケア

①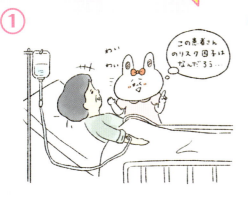
せん妄のリスク因子をアセスメントします。

②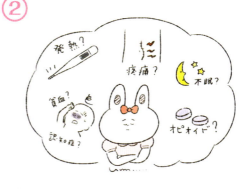
せん妄が起こったら、原因をアセスメントします。

③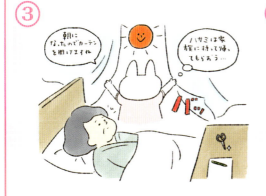
患者さんの安全を守ります。

④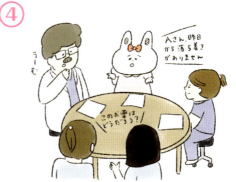
予防について話し合い、ケアします。

せん妄のケアってこんなケア！

1. せん妄ケアは予防が第一です。リスク因子をアセスメントし、その減少に努めます。
2. せん妄発症時には原因があるので、アセスメントします。
3. 患者さんの安全を守るため、環境を整えることが重要です。
4. 多職種で話し合い、予防とケアを実施します。

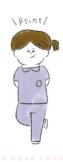

せん妄のケアはなぜ必要？

せん妄とは、**意識障害が起こり、混乱した状態のこと**をいいます。一般総合病院の入院患者の2〜3割に認められるといわれています。

せん妄には、**①過活動型と②低活動型があります**。①の特徴として、興奮、怒り、幻覚・幻聴、不眠、独語・多弁が挙げられます。②の特徴は、無表情・無気力、傾眠があり、どちらの型にも見当識障害がみられます。また、それぞれの症状が交互に現れる混合型も存在します[1]。

発症すると重要な意思決定が困難になり、**治療を行ううえでも障害となる**ため、入院時からのケアが必要です。ルートの自己抜去やベッドからの転落などにより患者さんが負傷するだけでなく、患者さんの攻撃によって医療従事者も負傷する可能性があります。患者さんとその周りの人たちの安全を守るためにも、ケアは重要になります。

準備因子（ハイリスク）があることで発症しやすいとされ、誘発因子はせん妄を促進・遷延化させます。また、せん妄を発症しているということは、**体に何らかの負担がかかっていることを意味します**。何が直接因子になっているのかをアセスメントしましょう（図1）。

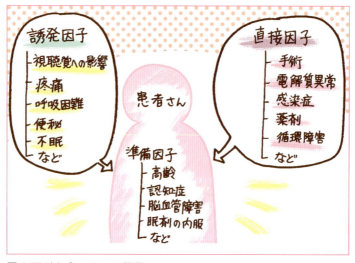

図1 ■ せん妄の3つの因子

要するにこういうこと！ せん妄は意識障害の一つで、多くは一過性であり可逆的（＝ケアすれば元の状態に戻る）です。準備因子（ハイリスク）をアセスメントして、発症しないよう誘発因子を減らします。発症した際には直接因子のアセスメントと治療を行い、同時に患者さんの安全確保に努めます。

やってみよう！ せん妄のケア

これだけは注意しよう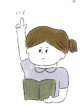

 せん妄の患者さんと接するときは、大声や強い口調で話さないようにしましょう。落ち着いたトーンで、ゆっくり話すことが大切です。

 幻聴や幻覚がある場合や、特に混乱している場合には、それらを否定せず傾聴しましょう[1]。看護師には、患者さんに敬意を払った接しかたが求められます。

1 入院時からオリエンテーションとスクリーニングを実施しよう！

せん妄の準備因子（ハイリスク）として、高齢、アルコールの多飲、脳血管障害の既往などが挙げられます。患者さんや家族にも**せん妄になるとどのような症状が出現するかを説明しておくこと**が重要です。

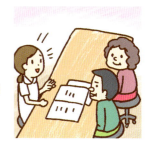

2 せん妄スコア（アセスメントツール）を使用しよう！

せん妄のアセスメントツールには、さまざまなものがあります。各施設または各病棟の**患者さんに適したアセスメントツール**を選択して使用しましょう。

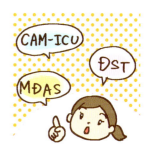

3 環境を整え、離床を勧めよう！

昼間は覚醒を促し、夜に睡眠をとれるようにし、生活リズムを整えます。また時計やカレンダーを見えるところに置き、会話のなかにも「今日は何月何日の何曜日です」と入れるとよいでしょう。

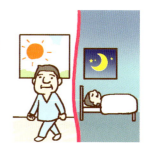

4 安全の確保をしよう！

周囲にはさみや爪切りなどがある際には片付けましょう。また**点滴のルートが患者さんの視界に入らない**よう袖の中を通したり、**ドレーンやチューブの固定をテープで強化する**ことで抜去を防止します。ベッドからの転落で体を損傷しないよう、**ベッドの高さを低くしておく**などの工夫も必要です。

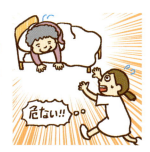

5 疼痛のコントロールをしよう！

疼痛はせん妄の誘発因子となるため、軽減・除去に努めましょう。特に術後2～3日目に好発するといわれています。

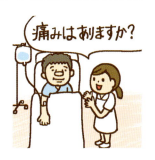

6 家族への説明も十分に行おう！

身体抑制については入院時や術前に医師に説明してもらい、患者さんとその家族に同意を得ましょう。しかし、身体抑制は**安全が確保できない場合に一時的にやむを得ず実施するもの**であり、患者さんの尊厳や倫理の問題も考えなければなりません。

環境の変化もせん妄の誘発因子です。**いつもそばにいた家族が付き添うことで落ち着く**場合もあり、家族に付き添いを依頼する場合もあります。一方で、せん妄の患者さんを見て家族は不安な気持ちになるので、家族の不安や疑問の解消に努めるようにしましょう[2]。

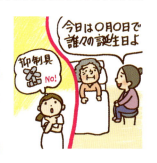

想定外 POINT！ 認知症と混合されがちですが、せん妄は日内変動します。夜間せん妄という言葉があるように、日中はしっかりしているのに夜間に症状が強く現れ、興奮して怒るなど、豹変する患者さんもいるため注意しましょう。

先輩のこっそり POINT！ せん妄ハイリスクおよびせん妄の患者さんへの睡眠薬（ベンゾジアゼピン受容体作動薬）の投与は、せん妄を誘発・悪化させるため避けるべきであるといわれています。薬剤の調整については、薬剤師や医師と相談しましょう[2]。

もう言える!大事なのはココ

1. せん妄リスク因子の直接因子や誘発因子（図1）を除去・軽減し、予防します。

2. 発症時は多職種で話し合い、安全の確保と重症化させないためのケアを実施します。また、ケアを実施するうえでは、患者さんの尊厳を守ることも重要です。

3. せん妄の可能性について患者さんや家族への説明も十分に行い、安心して医療を受けられる場を構築します。

引用・参考文献
1) 北川公子ほか. 老年看護学. 東京, 医学書院, 2018, 288-9, (系統看護学講座：専門分野Ⅱ).
2) 小川朝生. 自信がもてる！せん妄診療はじめの一歩. 東京, 羊土社, 2014, 191p.

第2章｜やってみよう!消化器病棟の日常的ケア

14. 血糖の管理

愛知県がんセンター中央病院 看護部7階西病棟　桑原恵美
同　森みどり

まずはイメージ！こんなケア

①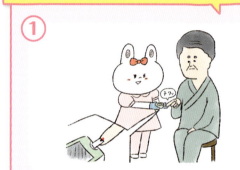
血糖測定を行います。

②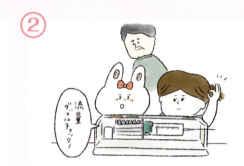
インスリン投与量を確認します。

③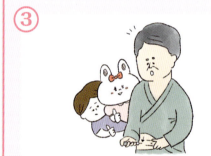
自己インスリン注射の方法を指導します。

④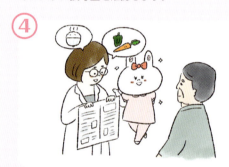
退院後の栄養指導を行います。

血糖の管理ってこんなケア！

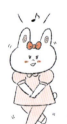

1. 医師に指示された時間に血糖測定を行い、血糖値に応じて指示どおりにインスリンを皮下注射します。
2. 術後、速効性インスリンの持続投与中の場合は、医師に指示された時間に血糖測定を行い、インスリン投与量を増減します（主に膵全摘後）。
3. 退院後も継続した血糖測定・インスリン注射が必要である患者さんには、自己血糖測定・自己インスリン注射を行えるよう指導します。
4. 低血糖・高血糖時の対応を指導します。また、管理栄養士による食事摂取方法などの栄養指導の場を、退院までにセッティングします。

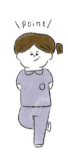
\Point/

血糖の管理はなぜ必要？

現在では、外科手術症例の5〜10％が糖尿病を合併しているといわれています。糖尿病の慢性合併症である網膜症、腎症、神経症の進行度は、手術適応や、術後の縫合不全、感染症発生のリスクに大きく影響します。**術直後は血糖値の変動が激しいですが、血糖をコントロールすることで、縫合不全や感染症の発生防止につながります**。

特に膵切除後は、耐糖能異常が起こります。残膵がある場合は、術後、定期的に血糖測定を行い、**血糖値に応じてインスリンを皮下注射します**。また、補液内へのインスリン混入を行うこともあります。食事摂取開始後は血糖値の変動がみられますが、最終的にはインスリンが不要となることが多いです。膵全摘の場合では、特に術直後に血糖値の変動が激しくなります。そのため、術直後から頻回の血糖測定と、速効性インスリンの持続投与量の増減によるコントロールが必要になります。**経口摂取開始後は、食事摂取量に応じて血糖値の変動が大きくなります**。食事摂取量をみながら輸液量を調節し、インスリンも皮下注射に移行していきます。

筆者らの施設では糖尿病外来の医師が介入し、食事摂取量に応じたインスリン注射のスケールを指示しています。退院後も継続した血糖値の測定とインスリンの自己注射が必要となるため、経口摂取を開始したころから、看護師より患者さんに**自己血糖測定・自己インスリン注射の指導を行います**。

要するにこういうこと！

術後1日〜数日は外科的糖尿病状態となり、耐糖能が低下し、インスリンの必要量が増加します。特に膵臓の手術（なかでも膵全摘）は血糖値の変動が激しくなり、頻回の血糖測定と血糖コントロールが必要となります。

やってみよう！血糖測定

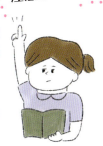

これだけは注意しよう

 血糖測定時間の前に間食をしたり、糖分が入った飲料を飲むと血糖値が高くなります。そのため、何時に血糖測定をするのかあらかじめ伝え、測定時間前には糖分を摂取しないように説明します。

 補液を行っている場合は、反対側の末梢で血糖測定を行うようにします。これは、輸液内の糖分の影響を受け、正確な血糖値が測定できないためです。

1 必要なものを準備しよう！

必要物品（**穿刺針、アルコール綿、簡易血糖測定器とそれに適したセンサー、針廃棄容器**）と、すぐに血糖値を記録に残せるように電子カルテを準備します。

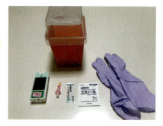

2 石けんで手を洗い、手袋を着用しよう！

石けんを使って手を洗い、乾燥させます。その後、手袋を着用します。

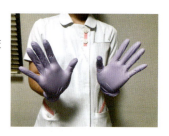

3 穿刺部位を消毒しよう！

アルコール綿で穿刺部位（指先）を消毒します。**十分に乾燥させてから穿刺針で穿刺**し、滴状に血液を出します。

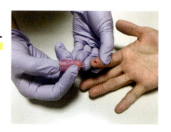

4 血糖値を測定しよう！

準備した測定器のセンサーの先端に血液を点着させると、自動的にセンサー内に吸引され、血糖値が測定器に表示されます。

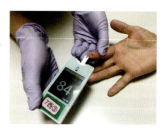

5 穿刺針とセンサーを廃棄しよう！

穿刺針とセンサーを針廃棄容器に廃棄します。

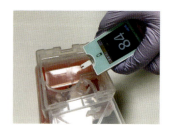

6 電子カルテに血糖値を入力しよう！

電子カルテに血糖値を入力します。**看護師2人でインスリンスケールの指示をダブルチェックで行い**、医師の指示に従ってインスリンを皮下注射するなど、処置をします。

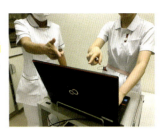

想定外POINT！ 血糖測定をしたところ、血糖値50〜60mg/dLの低値であった場合は、自律神経症状（発汗、手指振戦、動悸、めまいなど）がまず出現します。しかし、ときには警告症状が全くなく、意識障害が突然出現することがあります。

先輩のこっそりPOINT！ 患者さん本人だけでなく、そのキーパーソンにも、低血糖時に現れる自律神経症状について説明しましょう。また、症状出現時は素早くブドウ糖や飴を摂取し、血糖を上げる必要があることや、ときに意識障害を引き起こすおそれがあることも、入院中から指導・説明します。

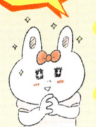

もう言える！大事なのはココ

1. 術後は外科的糖尿病状態となり、耐糖能が低下して血糖値の変動が大きくなるため注意します。インスリンスケールの指示は、必ず看護師2人でダブルチェックします。

2. 退院後も自己血糖測定・自己インスリン注射が必要になりそうな患者さんには、早めに指導を開始し、退院までに手技が確立できるようにします。

3. 特に注意が必要なのは低血糖です。低血糖症状について説明し、退院後は常にブドウ糖や飴を持ち歩くよう指導します。

引用・参考文献
1) 角昭一郎ほか．"代謝・内分泌に関連した術前併存症①糖尿病"．消化器外科手術の合併症とその対策．平田公一編．オペナーシング秋季増刊．大阪，メディカ出版，1997，58-61．
2) 野村和弘ほか．"血糖コントロール"．肝・胆・膵がん．野村和弘ほか監．東京，メヂカルフレンド社，2007，206-7，（がん看護実践シリーズ7）．

第 2 章 | やってみよう! 消化器病棟の日常的ケア

15. 鎮痛薬と副作用のケア

愛知県がんセンター中央病院 看護部 7 階西病棟　桑原恵美
同　森 みどり

まずはイメージ！こんなケア

①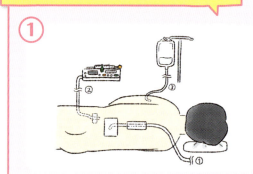
鎮痛薬には、①硬膜外麻酔、②持続皮下注射、③側管からの投与など、さまざまあります。

②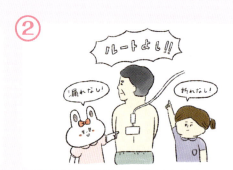
投与ルートに問題がないかチェックします。

③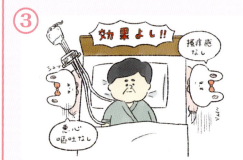
投与後は効果をチェックします。

④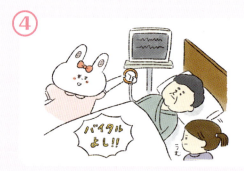
バイタルサインにも気を付けましょう。

鎮痛薬と副作用のケアってこんなケア！

1. 術後疼痛には、硬膜外麻酔や持続皮下注射、側管からの投与など、さまざまな鎮痛薬を使用して、使用後にはその効果の判定をします。
2. 持続的に投与されている持続皮下注射や硬膜外麻酔のルートが折れていないか、刺入部は漏れがないか、接続部は緩みなどがないか確認します。
3. 鎮痛薬投与後は、鎮痛薬の効果とともに嘔気、嘔吐、搔痒感の出現がないか確認します。
4. 硬膜外麻酔は、血圧低下や徐脈、尿閉、運動神経遮断を合併します。オピオイド使用時は、搔痒感、嘔気、嘔吐、傾眠、呼吸抑制なども合併するおそれがあります。

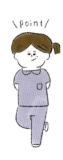

鎮痛薬と副作用のケアはなぜ必要？

術後の疼痛は手術侵襲や神経損傷、年齢、麻酔法により大きな影響を受けますが、患者さん個人の主観的な感覚であり、そのつらさは本人にしかわからないものです。そのため、主観的なデータと客観的なデータを整理して、患者さんの疼痛の状態を把握する必要があります。

鎮痛薬を適切に使用して疼痛をコントロールすることで、**まずは患者さんの痛みに対する不安を取り除くことができます**。そして**痛みを軽減することにより夜間の睡眠を促し、日中の早期離床を進めます**。さらに早期離床を図ることにより、無気肺や肺炎、麻痺性腸閉塞、術後せん妄などの術後合併症を予防することにつながります。

ただし、**鎮痛薬の副作用で嘔気や嘔吐が出現した場合は、痛みに匹敵するほどの苦痛を患者さんに強いることになります**。また、硬膜外麻酔の副作用である血圧低下や尿閉などが起こった場合には、新たに補液や利尿薬などの追加投与が必要になるおそれがあります。そのため鎮痛薬使用後は、効果だけでなく副作用の症状についても観察することが大切です。

> **要するにこういうこと！**
>
> 術後の疼痛コントロールには、積極的に鎮痛薬を使用します。しかし、鎮痛薬の効果で疼痛は軽減したとしても、副作用が生じては患者さんの苦痛や不安は軽くなりません。副作用の症状が現れていないか、患者さんの全身状態の観察が必要です。

やってみよう！鎮痛薬と副作用のケア

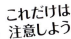
これだけは注意しよう

1. 鎮痛薬の種類と効果を把握したうえで使用しましょう。
2. 使用後は患者さんの状態と、疼痛や副作用症状にも注意しましょう。
3. 硬膜外麻酔や持続皮下注射を行っている場合は、刺入部、接続部、ルートの折れなどがないか各勤務帯で確認しましょう。また、持続注入量と自己調節鎮痛法（patient controlled analgesia；PCA）ポンプによるフラッシュ投与回数も確認しましょう。

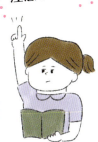

1 指示簿で確認のうえ、鎮痛薬を使用しよう！

薬剤を使用する際は、**必ず指示簿を開いて確認します**。頓用薬を使用する際は、前回使用した時間に注意します。硬膜外麻酔以外の薬でミキシングが必要なものを使用する際は、ミキシング前にダブルチェックをして、正しい薬剤かどうか確認します。

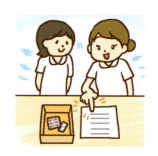

2 痛みの評価を行おう！

患者さんに**痛みの部位と程度を聞きましょう**。通常はVAS（visual analogue scale）を、意識が不鮮明な場合やVASで判定が困難な場合はフェイススケールを用いて痛みの変化を把握します。

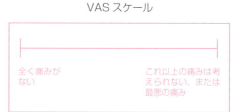

VASスケール

全く痛みがない　　これ以上の痛みは考えられない、または最悪の痛み

3 硬膜外麻酔の刺入部を確認しよう！

カテーテルを伝って脇漏れしたり、出血している場合があるため、刺入部の確認が必要です。また、**ルート接続部の緩みや外れがないか**も確認します。PCAポンプによるフラッシュ投与の後は、患者さんの体動でカテーテルが引っ張られて抜けることもあるので、薬剤の入ったボトルの位置を調整したうえで退室します。

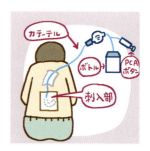

4 嘔気や血圧低下などの副作用症状を観察しよう！

薬剤を使用した後は副作用に注意が必要です。訪室して患者さんの様子を確認しましょう。

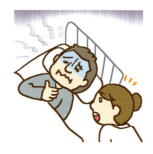

5 副作用の症状があれば医師に報告しよう！

医師の指示に従い、鎮痛薬の中止や減量を行います。

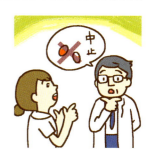

想定外POINT！　硬膜外麻酔のなかにオピオイドが入っている場合には、非麻薬性鎮痛薬を使用すると拮抗するため、注意が必要です。

先輩のこっそりPOINT！　術後の痛みの増強は患者さんの不安を強くするだけでなく、ADL拡大の妨げとなるため、積極的に鎮痛薬を使用します。患者さんにも痛みは我慢しないよう説明します。鎮痛薬の使用後は、効果だけでなく、副作用の出現がないかも観察します。

もう言える！大事なのはココ

1. 術後の疼痛には、鎮痛薬を積極的に使用していきます。鎮痛薬の投与方法には、硬膜外麻酔や持続皮下注射、側管からの投与などがあります。
2. 鎮痛薬を使用したら、副作用（嘔気、嘔吐、掻痒感など）や全身状態の観察を怠らないようにします。
3. 硬膜外麻酔や持続皮下注射の場合は、投与量や投与経路の確認をします。

引用・参考文献
1）竹末芳生ほか．"術後管理"．術後ケアとドレーン管理．竹末芳生ほか編．東京，照林社，2011，202-8．

第2章 | やってみよう! 消化器病棟の日常的ケア

16. 退院前の準備

 共通

愛知県がんセンター中央病院 看護部 7 階西病棟　桑原恵美
同　森 みどり

まずはイメージ！こんなケア

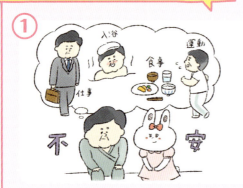

① 退院間近の患者さんが抱える不安に耳を傾けます。

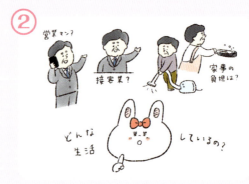

② 生活習慣を聞き取り、それに必要な準備をします。

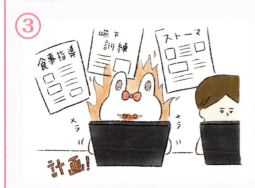

③ 患者さんごとの退院指導内容を計画します。

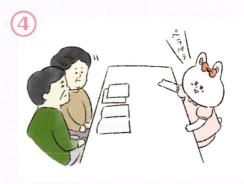

④ 計画をもとに、患者さん・家族へ指導します。

退院指導ってこんなケア！

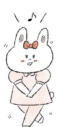

1. 退院が間近になると、患者さんの心のなかには家庭や社会生活に対する不安がわいてきます。心身両面からのケアのため、患者さんの術後の体の状況と、それに対する本人の認識、既往歴などを確認します。
2. 身体機能の変化に伴って必要となる準備や、仕事あるいは家庭での役割、生活習慣を確認します。家族が不安に思っていることも把握します。
3. 患者さんに合わせた退院指導に関する看護計画を立案します。
4. 退院後は家族のサポートが必要不可欠です。看護計画をもとに、患者さんと家族、それぞれの不安によりそった指導を行います。

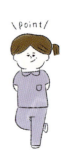

退院前の準備はなぜ必要？

退院前の患者さんは、日常生活や仕事に対する不安感でいっぱいです。そのため、**食事や運動、排泄、入浴などを中心に、患者さんの病状に合わせて生活指導をしていきます**。

食道がんの治療では食道切除が主になります。食道の切除や再建などをすると、誤嚥や逆流、ダンピング症候群を招くリスクが高まります。胃がんの治療は、内視鏡的粘膜切除術から胃全摘術まで、さまざまあります。胃切除または胃全摘術を受けた患者さんは、胃切除後症候群と称されるダンピング症候群や、ビタミンB_{12}欠乏、胃内容のうっ滞などの症状がみられます。そういった患者さんは、食事摂取の方法や姿勢が重要になってくるので、筆者らの施設では**独自に作成したパンフレットを使用して術前から指導を開始しています**。摂食・嚥下障害看護認定看護師に介入を依頼し、退院前には管理栄養士からも食事内容について指導しています。

大腸がんの切除範囲は患者さんによってさまざまで、通常の結腸・直腸切除のほかに、骨盤内臓全摘術のように泌尿器科や婦人科系の領域を含むこともあります。その場合、**一時的あるいは永久的ストーマの管理についての指導に加え、自己導尿指導が必要になることもあります**。

肝切除では肝臓の機能が低下することから、**食事指導や飲酒などの日常生活への指導が必要です**。膵切除後には血糖の調整が難しくなるため、**血糖値に関する知識やインスリンの自己注射について指導します**。また、消化・吸収のはたらきが悪くなるため、残膵に負担がかかるアルコールや過度な脂肪分の摂取を避けるなどの食事指導も必要となります。

要するにこういうこと！

術後は患者さんの状態をアセスメントし、社会復帰に向けた退院指導をすることが大切です。そのため既往歴や日常生活の様子を把握したうえで術後ケアをし、家族のサポートなども考慮して看護にあたります。

やってみよう！退院前の準備

これだけは注意しよう

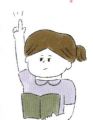

1. 術後間もない時期や創部痛が強いときは、まだ退院指導をするには早い場合があるので注意しましょう。早期退院に向けて術前から指導を始めることも大切で、生活習慣や仕事について情報収集を行いましょう。
2. 術後の身体機能の喪失や容姿の変化を受け入れているか把握しましょう。
3. 看護師だけで指導を完結するのではなく、他部門（摂食・嚥下障害看護認定看護師、管理栄養士、薬剤師、訪問看護師など）との連携も重要です。

1 術前に既往歴や仕事、家庭での役割や生活習慣の確認をしよう！

術後の退院指導の際には、**必要な情報をあらかじめ入手しておく**と、スムーズに患者さんの個別性に合わせた指導をすることができます。

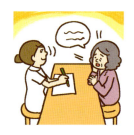

2 術前から指導しよう！

手術の受け入れ状況にもよりますが、筆者らの施設では入院前の外来受診の段階で、ストーマ造設術を受ける患者さんには装具交換に関する動画を見てもらっています。パンフレットや実際の装具などを用いて具体的に説明することで、術後のイメージが湧き、安心する場合が多いです。

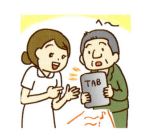

3 術後患者さんの心身の状態を観察しよう！

創部痛があったり、離床が図れていない患者さんは、退院後の生活について前向きに考えることができずにいます。**機能喪失などについてどの程度受容しているか、何について不安に思っているか、タイミングをみて聞き取りましょう**。思いは患者さんそれぞれに違います。退院指導の時期の見きわめのためにも重要です。

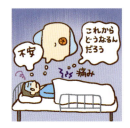

4 日常生活に向けて退院計画を立案しよう！

患者さんの不安が把握できたら、退院指導に向けて計画を立てます。看護師だけで指導するのではなく、術後の食事摂取方法については摂食・嚥下障害看護認定看護師、食事指導なら管理栄養士、退院後も必要な薬の説明は薬剤師、退院後もサポートが必要であれば訪問看護師と連携を図っていきましょう。

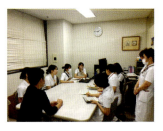

5 社会復帰に向けた退院指導を行おう！

いよいよ退院指導をしていきます。患者さんの術後の身体機能の状況によって内容は異なりますが、**食事、運動、排泄などの日常生活の指導を中心に行います**。筆者らの施設では、院内で作成したパンフレットを活用しています。

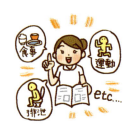

長期的または生涯にわたる、身体機能に合わせた食事の調理やインスリン注射、ストーマ装具交換などのため、**家族のサポートが必要になる場合があります**。家族も不安を抱えているので、それぞれについて詳しく説明しましょう。他部門との連携が必要な場合は介入を依頼し、指導や退院に向けて調整を行います。

6 外来と連携しよう！

　特に不安の強い患者さんや、継続した創部のケアが必要な場合は、**外来看護師と連携していきます**。トラブルが起こって予定よりも早く受診する場合もあるので、早急にサマリーを作成し、外来看護師と共有します。

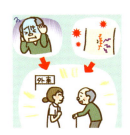

想定外POINT！
　近年は高齢の独居の人が増えています。食事の調理や自己での処置などに不安のある人が大半です。社会資源や退院調整の手順などを把握しておくと、役に立つことも多いでしょう。

先輩のこっそりPOINT！
　術前に家族構成や家族によるサポートの状況も確認しておくとよいでしょう。あらかじめ情報を入手しておくと、早期から退院指導を計画できます。

もう言える！大事なのはココ

1. 退院指導は早めに計画しておき、早期退院に向けて指導を行います。
2. 他部門との連携や、社会資源の活用も大切です。
3. 患者さんや家族の不安はそれぞれ違います。術後の機能変化をふまえ、一人ひとりに合わせた退院指導をしていきます。

引用・参考文献
1) 近藤晴彦監. 肝・胆・膵癌. 東京, メヂカルフレンド社, 2004, 180, （多職種チームのための周術期マニュアル 2）.
2) 岡崎伸生ほか編. 日野原重明監. がん看護マニュアル. 改訂版. 東京, 学習研究社, 2001, 99-100, （ナーシング・マニュアル 1 巻）.

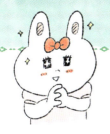

第3章

\おぼえよう!/
消化器のアセスメント

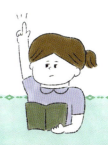

第3章 | おぼえよう!消化器のアセスメント

1. 食道のアセスメント

 共通

熊本大学大学院生命科学研究部（医学系）消化器内科学 助教　庄野 孝　同　山﨑 明

まずはイメージ！食道のアセスメント

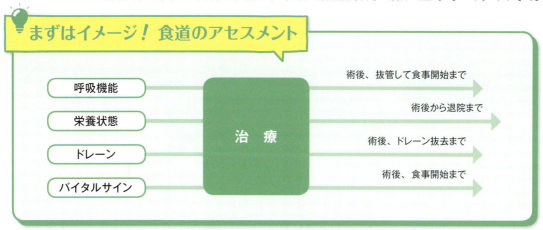

食道はここをアセスメントする！

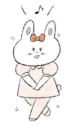

1. 術後の合併症のリスクを減らすため、栄養状態を評価します。
2. 術後に起こりやすい呼吸器合併症を予防するため、呼吸機能や口腔内の状態を評価します。
3. 術後の合併症を早期に発見するため、ドレーン排液の変化に気を付けます。

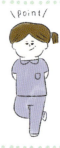

治療前／後のアセスメント　これが重要！

治療前

1 栄養状態をみる！

食道の手術が必要な患者さんは、低栄養状態の場合があります。低栄養から免疫能が低下し、創傷治癒が遷延することにより、術後の感染や縫合不全などの合併症が増加します。**術前に正しい栄養評価を行い、できるだけ栄養状態を改善してから手術に臨むことが必要です。**

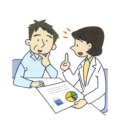

2 呼吸状態をみる！

食道の術後合併症でいちばん怖いのが、呼吸器合併症です。その予防には、==術前に呼吸状態を評価し、呼吸機能の改善を図る必要があります==。呼吸訓練や排痰の練習を行い、術後に備えましょう。

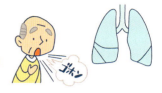

3 口腔内の状態をみる！

口腔内の貯留物が誤って肺内に吸引されて起こる誤嚥性肺炎を予防するため、==口腔内を清潔に保つことが大切です==。歯科衛生士から清浄方法の指導を受けると、より効果的な口腔ケアを行うことができます。

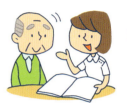

先輩のこっそりPOINT！ 口腔ケアをマスターしましょう。患者さんの口腔ケアを家族と一緒に行うことで、信頼関係を築くきっかけになるかもしれません。黙々と仕事にあたるのもすばらしいことですが、家族とコミュニケーションをとりながらできると、なおよいですね。

治療後

1 呼吸状態をみる！

食道の術後は、気道分泌物の増加、呼吸筋機能や咳嗽反射の低下が起こり、誤嚥性肺炎や人工呼吸器に関連した肺炎を合併する危険性があります。術後に==腹式呼吸や効果的な排痰を行うことで、呼吸機能を最大限に保つことができ、呼吸器合併症の予防や酸素化の効率化が期待できます==。

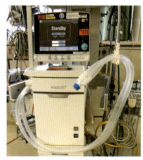

人工呼吸器

2 ドレーン排液をみる！

患者さんの体の中で起こっている異常をいち早く発見するためには、ドレーン排液の変化に注意する必要があります。術後は==各種ドレーンの留置部位や固定部、排液の性状を確認==し、特に経口摂取開始後は、==排液の量や性状の変化をよく観察する==ことが大切です。

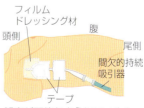

観察が可能なようにフィルムドレッシング材で被覆する。

3 バイタルサインを測定する！

バイタルサイン（体温、血圧、脈拍、呼吸）の観察は、患者さんの全身状態が正常か異常かを判断するために最も重要となります。==術直後はバイタルサインが変動しやすいため、ちょっとした変化にも注意するようにしましょう==。

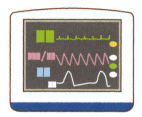

先輩のこっそりPOINT！ 食道の手術は、手術時間が長く侵襲が大きいため、術後せん妄が発症するリスクが高くなります。家族に対しては、患者さんの安全のために付き添いをお願いする可能性があることや、せん妄は一過性であることを事前に伝えておきます。そうすると、せん妄を発症したとしても、家族も落ち着いて対応できるでしょう。

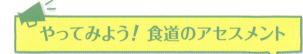

1. 呼吸機能評価

これだけは注意しよう

1. 呼吸器合併症を予防するため、術後に深呼吸をするよう患者さんに促しましょう。
2. 痰の吸引や体位ドレナージをこまめにするようにしましょう。

●アセスメントの方法

気道分泌物の貯留は、長期間の臥床や喀痰排出困難などによって起こります。術後はさまざまな要因で分泌物が増加するため、それらを十分に喀出させ、気道の清浄化を図ることが大切です。

外科手術後には、深呼吸を行うことで肺の再膨張を促進し、呼吸機能を最大限に保つことができます。患者さんには、==術後の気道内分泌物の除去の必要性==と、==術前から呼吸訓練を行うことの重要性==を説明し、それらを理解したうえで訓練に臨んでもらうようにしましょう。

術直後は臥床する機会が多いため、仰臥位での深呼吸の訓練や、痰の喀出法、含嗽のしかたを指導します。呼吸は、==胸式呼吸よりも腹式呼吸のほうがより多くの酸素を肺に取り込める==ため、腹式

呼吸の訓練を行うことが大切です（図1）。術後は、分泌物量が増えていないかを聴診で確認することも重要です。**自力での排出が難しい場合もあるので、吸引や体位ドレナージをこまめに行いましょう。**

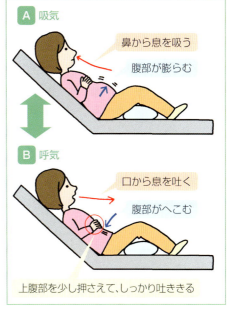

図1 ■腹式呼吸

食道の手術では、合併症として反回神経麻痺による嗄声（させい）（声がかすれる）を認めることがあります。嗄声があるということは嚥下反射も起こらない可能性があり、誤嚥性肺炎のリスクにもつながるため注意が必要です。

2. ドレーン排液のチェック

これだけは注意しよう

 ドレーン排液に変化があった場合は、治療による経過としての正常な変化と、異常な変化とがあります。

 まずは先輩に報告し、正常か異常かを見きわめましょう。

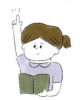

●アセスメントの方法

術式により異なりますが、食道の術後は、頸部、胸腔、腹腔、吻合部など多くのドレーンが留置されるため、各種ドレーンの留置部位、固定部（適切に固定されているか）、排液量と性状を確認します。

経口摂取開始後は、排液量や性状から、縫合不全や乳び胸などの異常を早期に発見することが重要となります。**ドレーン排液の性状が血性であれば出血、膿性に混濁していれば縫合不全、乳白色に混濁していれば乳び胸の可能性を疑います**（図2）。

乳び胸とは、術中に胸管が傷付き、胸管から漏出した乳びが胸腔内に貯留した状態です。乳び胸を放っておくと、低栄養や感染につながります。排液性状が漿液性だとしても、量が非常に多い場合や、なかなか減少しない場合は注意が必要です。**排液が急に減少した場合は、まずドレーンの閉塞を疑いましょう。**

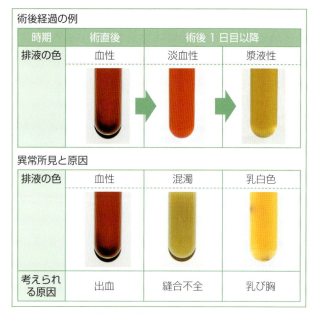

図2 ■ ドレーン排液の性状（写真は文献1より引用）

想定外POINT！ 術後はさまざまな要因によりせん妄が発症しやすくなります。術後せん妄によるドレーンの自己抜去のリスクもあるため、ドレーン類が患者さんの視野に入らないよう整理し、不明言動や危険行動の有無を観察することも大切です。

3. バイタルサインのチェック

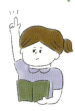

これだけは注意しよう

1. 術直後はバイタルサイン（体温、血圧、脈拍、呼吸）が変動しやすいため、わずかな変化にも注意しましょう。
2. 少しでも気になることは、先輩に報告するようにしましょう。

●アセスメントの方法

　術直後は患者さんの容態が変化しやすいため、**頻回にバイタルサインを観察する必要があります**。それに加え、意識レベル、顔色、シバリングの有無、尿量などの評価も重要となります。術後合併症を早期に発見するためには、**バイタルサインの基準値をきちんと覚え、正常と異常をしっかり理解することが必要です。**

呼吸状態は、呼吸数が基準値内であることに加え、呼吸困難感がみられず、努力呼吸様ではない状態が正常となります。尿量が減少した場合、急性腎不全に進行する危険性があるため、こまめに尿量を観察することも重要です。疼痛や嘔気・嘔吐の訴えがないかも、注意深く観察しましょう。嘔吐がみられた場合、吐物で窒息しないように対処する必要があります。

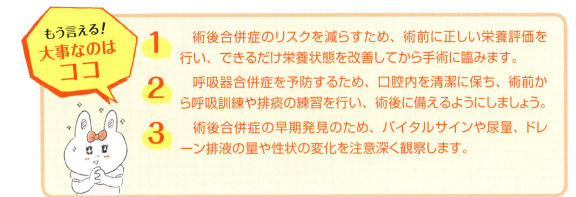

もう言える！大事なのはココ

1. 術後合併症のリスクを減らすため、術前に正しい栄養評価を行い、できるだけ栄養状態を改善してから手術に臨みます。
2. 呼吸器合併症を予防するため、口腔内を清潔に保ち、術前から呼吸訓練や排痰の練習を行い、術後に備えるようにしましょう。
3. 術後合併症の早期発見のため、バイタルサインや尿量、ドレーン排液の量や性状の変化を注意深く観察します。

引用・参考文献
1) 滝沢一泰ほか. ドレーン排液まるわかりノート. 消化器外科 NURSING. 21 (6), 2016, 510-20.

第3章 おぼえよう！消化器のアセスメント

2. 胃のアセスメント

弘前大学医学部附属病院 光学医療診療部 准教授　三上達也

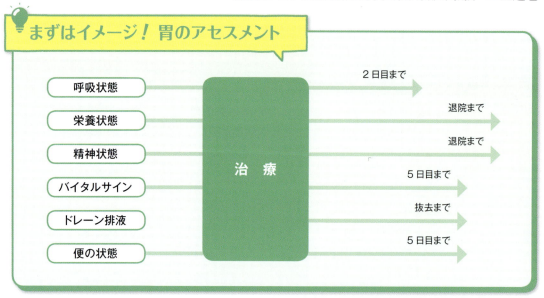

胃はここをアセスメントする！

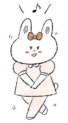

1. 栄養状態をみます。進行胃がんの術前は十分な栄養を摂れていないことが多いため、評価が必要です。
2. 便の色をみます。術前には病変から、術後には吻合部から出血することがあり、吐血がみられなくても便が黒色に変化した場合には、消化管出血を疑うきっかけになります。
3. 精神状態をみます。術前は手術に対する不安でいっぱいです。さらに術後には、健康なときのように食べられない状況への不満がたまりがちです。精神状態も評価が必要です。

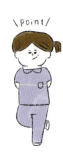

治療前／後のアセスメント　これが重要！

治療前

1 栄養状態をみる！

　胃の手術を受ける患者さんは、進行胃がんなど疾患によっては食事を十分に摂れない人も多く、栄養状態が悪いことも多くみられます。**術前の栄養状態が悪いと術**

後の合併症が多くなるため、注意が必要です。体重の増減、BMI などのほか、血液検査でのアルブミン値などが参考になります。

2 呼吸状態をみる！

喫煙者は術後の呼吸器合併症が多いというデータがあります[1]。そのため、**術前の禁煙の指導が大切になります**。喫煙者でも、術前に1週間禁煙することで創部感染の低下が、4週間禁煙することで呼吸器合併症の低下が期待されるといわれています。患者さんに禁煙するメリットを伝えて、励ましましょう。

3 精神状態をみる！

患者さんは全身麻酔での手術に不安を抱いていることが多いです。医師には不安を打ち明けられず、気軽に相談できずにいることも考えられます。最近は、近隣に親しい家族がいない患者さんもいるため、**看護師の役割が大きいこともよくあります**。可能な限り患者さんの不安を取り除き、先輩看護師あるいは医師にも、適宜情報提供をしましょう。

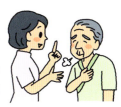

 先輩のこっそりPOINT！
最近では、胃がんの治療として内視鏡治療の件数が手術治療を上回っている施設もみられます。内視鏡治療の場合、全身麻酔ではないこと、体の表面に傷が付かないことなどから患者さんは軽く考えがちです。しかし、術後出血や遅発性穿孔の有無を確認することが重要なので、注意しながら看護しましょう。

治療後

1 ドレーン排液の状態をみる！

術後は多くの場合、ドレーンが挿入されます。患者さんがドレーンを（無意識に）抜かないように注意することが大切です。ドレーンの**排液の性状・量を確認することによって、術後の患者さんの状態を推測できる**ので、とても大事なことです。

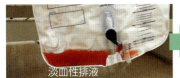
術直後の正常経過

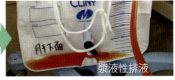

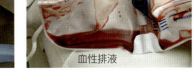
異常（出血）

2 呼吸状態をみる！

　術後の合併症として、肺炎、無気肺があります。術後の疼痛で呼吸が浅くなったり、喀痰をうまく出せなかったりすることが誘因になります。特に喫煙歴のある患者さん、あるいは高齢者には注意が必要です。**呼吸数、呼吸の深さ、呼吸苦の有無**などに注意しましょう。

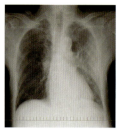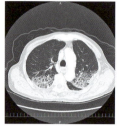

誤嚥性肺炎

3 バイタルサインを測定する！

　術後の合併症には、縫合不全、術後出血などもあります。**発熱が続く**場合には縫合不全の可能性を、**血圧低下や頻脈がみられる**場合には出血の可能性を考える必要があります。

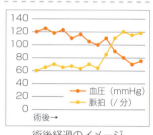

術後経過のイメージ

4 便の色をみる！

　術後の合併症としては、消化管出血も挙げられます。ドレーンの排液の性状に変化がなくても、**便が黒色あるいはタール状**の際には、消化管出血を疑う必要があります。これは、内視鏡治療後の場合にも大切で、吐血がみられなくても消化管出血を疑う重要なサインです。

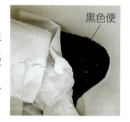

黒色便

先輩のこっそりPOINT！　術後、通常は水分摂取から始め、状況を見つつ徐々に食上げ（流動食から固形物などへと移行）をしていきますが、売店で好きなものを購入してこっそり食べる患者さんもときに経験します。内視鏡治療後は、前述のとおり術後出血や遅発性穿孔の可能性もあるので、医師の指示は守るよう促しましょう。

やってみよう！胃のアセスメント

1. ドレーンの状態

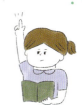
これだけは注意しよう

 ドレーンが抜けていないか、屈曲していないかを確認することが必要です。ドレーンの排液に変化があった場合には、その変化が通常の経過なのかどうかをみきわめる必要があります。みきわめられるようになるまでは必ず先輩看護師に確認しましょう。

●アセスメントの方法

多くの場合、ドレーンは感染などの予防や、出血などを早期に発見するためのドレナージを目的に挿入されます。ドレーンの排液を評価するためには、まず**ドレーンが効果的に挿入されている状態であるか**を確認することが必要です。言い換えると、移動の際に抜けていないか、自己抜去されていないか、屈曲していないか、接続に問題がないかなどです（図1）。

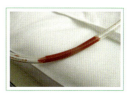
図1 ドレーンの状態

ドレーンの排液は、術後早期は血性ですが、徐々に淡血性・漿液性へと変化していきます。**術後の経過で血性になったり、排液量が増えたりした場合**には、出血を疑う必要があります。血圧低下や頻脈などバイタルサインにも変化があると、さらにその可能性が高くなるので、すぐに医師に報告しましょう。

想定外POINT！ 頻度は高くありませんが、ドレーンの排液が赤ワイン色になることがあります。この際には、膵液瘻という合併症が起こっている可能性があります。慌てずに先輩看護師、あるいは医師に報告しましょう。

2. 栄養状態

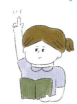
これだけは注意しよう

 栄養状態が不良な患者さんは免疫力の低下もあり、手術した場合、栄養状態が悪くない患者さんに比べて、術後の合併症の発症率や死亡率が高いことが知られています。

●アセスメントの方法

欧州静脈経腸栄養学会のガイドラインでは、①６カ月で10～15％以上の体重減少がある場合、② BMI ＜ 18.5kg/m² の場合、③ SGA（主観的包括的評価）がグレードＣ（高度低栄養）の場合、④血清アルブミン値＜ 3.0g/dL の場合は、手術を遅らせてでも、**術前に栄養管理を行うことが望ましい**とされています。SGA とは、表１に示すような項目をチェックして主観的に評価するものです。点数化してグレードを決めるのと異なり、評価に慣れが必要となります。

表１ ■ SGA

A. 患者の記録
①体重の変化
②食物摂取状態の変化
③消化器症状
④機能的能力（ADL）
⑤疾患および疾患と栄養必要量の関係

B. 身体症状
皮下脂肪の減少、筋肉消失、足首の浮腫、仙骨部の浮腫、腹水

3. 便の状態

これだけは注意しよう

 吐血、あるいは経鼻胃管からの出血がない場合でも、消化管出血が起こっている可能性はゼロではありません。黒色便がみられた場合には、消化管出血を疑う必要があります。これは内視鏡治療の場合も同様で、注意が必要です。

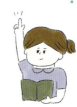

●アセスメントの方法

しっかりした患者さんでは、本人に便の色を確認してもらって教えてもらえばよいのですが、高齢者ではよくわからないこともあります。確認できない場合には、**観便（直接便を見せてもらう）をさせてもらいましょう**。比較的若い患者さんであれば、スマートフォンなどで写真を撮って見せてもらうのもよいかもしれません。最近では、便座からお尻を浮かせて離れるだけで便が流れるセンサー式のトイレも一般的ですが、便を確認できないため、消化器病棟では好ましくないと思われます。

黒色便の場合には、動悸・めまいなどの貧血に伴う症状の確認と、血圧低下・頻脈の有無などバイタルサインの確認が必要です。バイタルサインに異常がみられる場合には、トイレから戻る際などに転倒しないよう車椅子での移動が望ましく、少なくとも帰室するまでは付き添いましょう。

想定外 POINT！ 貧血の薬として鉄剤を服用していると、便が黒っぽくなります。患者さんが「普段から便は黒い」と言ったときは、念のため、ガーゼなどに便をこすってみてください。鉄剤の場合には黒緑っぽく、消化管出血の際には黒赤っぽくなり、違いがわかります。

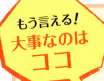
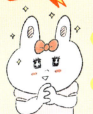

1. ドレーンそのものに問題がないかを確認したうえで、排液の性状を確認します。術後、徐々に淡血性・漿液性になった排液が血性になった場合には出血を疑い、バイタルサインも参考にします。

2. 吐血がみられなくても、便が黒色、あるいはタール状になった場合には、消化管出血を疑います。

3. 特に高齢者では、喀痰をうまく排出できているか、呼吸が浅いなどの異常がないかに注意します。

引用・参考文献

1) 日本麻酔科学会. 周術期禁煙ガイドライン. http://www.anesth.or.jp/guide/index.html

> 第3章 | おぼえよう!消化器のアセスメント

3. 大腸のアセスメント

独立行政法人国立病院機構 呉医療センター 中国がんセンター 消化器内科 内視鏡センター長　桑井寿雄

まずはイメージ！ 大腸のアセスメント

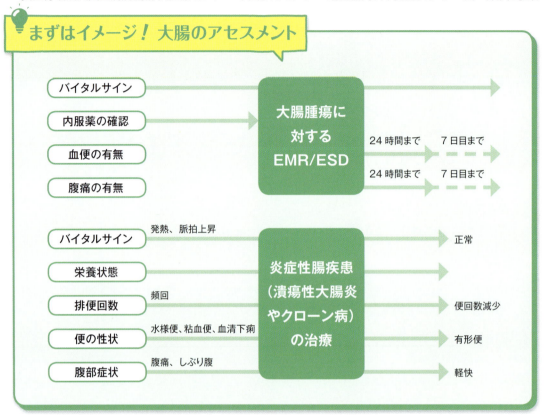

大腸はここをアセスメントする！

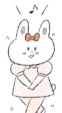

1. 術後の偶発症の早期発見や、治療介入による効果判定のために、排便の状態（特に血便の有無、排便回数と便の性状など）を確認します。
2. 術前や治療介入後の患者さんの状態を把握するため、バイタルサインを定期的に測定します。
3. 腹痛は腹部症状の観察で最も重要なアセスメント項目です。部位、時間経過、増悪因子や寛解因子（空腹時か食後か、嘔吐や排便で軽快するか）などを把握することが重要です。

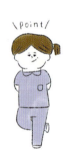

治療前/後のアセスメント これが重要!

治療前

1 バイタルサインの測定をする!

術前の患者さんの状態を確認するために行います。また、潰瘍性大腸炎やクローン病など、炎症性腸疾患の状態把握のための重症度判定にも、バイタルサインの測定は不可欠です。

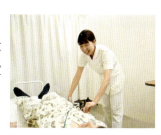

2 内服薬の確認をする!

手術に影響のある薬剤を内服していないかや、術前中止薬の指示がきちんと守られているかを確認します。特に**「血液をさらさらにする薬」である抗血栓薬**については、ガイドラインをもとに作られた各病院の規定に沿って、中止できているかをしっかりチェックしましょう。

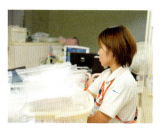

3 栄養状態をみる!

入院直後で状態の悪い炎症性腸疾患の患者さんは、**頻回の下痢などにより低栄養状態になっています**。特にクローン病の患者さんは、重篤な症状の場合は絶食管理が必要となるため、栄養状態に注意が必要です。

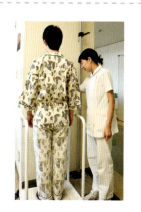

4 排便状態の確認をする!

便の性状(たとえば水様便であるのか、血便であるのかなど)や排便回数は、腸炎の患者さん、特に**炎症性腸疾患の重症度**と関連しているため、必ず確認します。

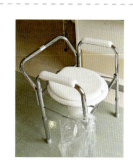

5 腹部症状を観察する！

入院直後で状態の悪い炎症性腸疾患の患者さんは、持続性の腹痛があるため、腹部症状の観察が欠かせません。**激しい腹痛では、重篤な「劇症型」になっている可能性がある**ので注意が必要です。

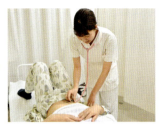

治療後

1 排便状態の確認をする！

便の性状や排便回数の増減は、**治療による偶発症の発生や、治療介入の効果を反映**しています。大腸腫瘍に対する内視鏡的粘膜切除術（EMR）／内視鏡的粘膜下剥離術（ESD）後の最も注意すべき偶発症の一つが術後出血であり、**血便の有無**を確認することが大切です。また、炎症性腸疾患の場合には、治療介入後の便の性状や排便回数の減少が治療効果を如実に反映しています。

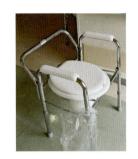

2 バイタルサインの測定をする！

偶発症などにより、**術後に患者さんの状態が急に変化する**ことがあります。また、炎症性腸疾患の治療介入後の経過をみるための重症度判定にも、バイタルサインの測定は不可欠です。

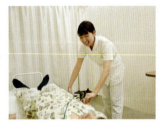

3 腹部症状を観察する！

腹部症状を観察することで、**治療後の偶発症発生を早期に発見**したり、治療効果の判定に生かします。

大腸EMR/ESD後の偶発症で、重篤なものに穿孔があります。術中穿孔があった場合、すぐにクリッピングで穿孔部を縫縮して抗菌薬を投与し、経過をみることが多いですが、**腹膜炎の危険もあり、腹痛発生に注意**が必要です。また、頻度は低い（0.1～0.4％程度）ですが、後から起こる遅発性の穿孔もあります。

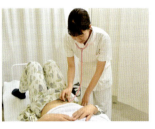

やってみよう！大腸のアセスメント

1. 排便状態の確認

これだけは注意しよう

 術後に突然血便が出た場合には、偶発症を疑い、早急な対応が必要です。

 炎症性腸疾患では、治療効果を判定するために、治療介入後の便の性状変化や便回数の増減を観察することが大切です。

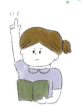

●血便の有無（および色調）

EMR/ESD後は、偶発症である術後出血の早期発見のため、血便の有無を観察します。術後出血は**術後24時間以内に最も起こりやすく、1週間はリスクが高い**といわれています。まれに1週目以降に起こることもあります。

大腸に限らず、便にはさまざまな部位の消化管出血による血液が排泄されます。その色調を観察することで、ある程度は出血部位を同定することが可能となります。トライツ靱帯より口側の上部消化管からの出血は、ヘモグロビンが胃酸の影響によって変色し、**コールタール様の黒色便（タール便）**となります（これを一般的に「下血」といい、下部消化管からの出血によるものを「血便」といいます）。

また、横行結腸以下からの出血では、赤褐色から鮮血便となります。**肛門に近いほど鮮紅色の血便**となり、新鮮血の場合はS状結腸から肛門の出血を考えます。

●排便回数と量

一般的に下痢の患者さんでは排便回数が増加し、便秘の患者さんでは排便回数が減少します。治療による排便回数の増減、特に炎症性腸疾患の治療介入（たとえばステロイド薬や免疫調節薬、生物学的製剤投与など）の効果で1日の排便回数が変化していくので、それを観察していくことが大切です。また**下痢便の場合、多量か少量かも同時に観察**しておきましょう。

●便の性状

便の性状のスケールとして、「ブリストル便形状スケール」があります（図1）。タイプ3〜5が健常範囲で、タイプ1、2が便秘の便です。一方、タイプ6が泥状便、タイプ7が水様便で、いわゆる下痢の便になります。

想定外POINT！ 急激に1L以上の大量の出血をきたした場合は、上部消化管からの出血でも赤色の血便様になります。鉄欠乏性貧血に対して鉄剤を投与している場合には、下血でなくとも便が黒色になることがあります。

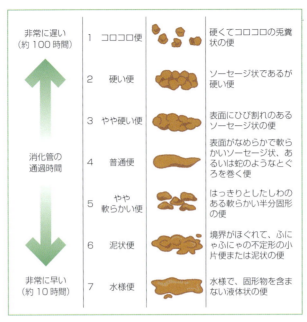

図1 ■ ブリストル便形状スケール

2. バイタルサインの測定

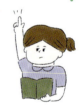
これだけは注意しよう

1. 術後の偶発症発生の可能性を念頭に置き、バイタルサインの変化には細心の注意を払いましょう。
2. 術後出血による脈拍数の増加や、術後の感染症や穿孔などでは発熱を認めることがあります。

術前や治療介入後の患者さんの状態を把握するため、バイタルサインを定期的に測定します。たとえば、潰瘍性大腸炎の重症度の判定には、**37.5℃以上の発熱や90/分以上の頻脈**など、バイタルサインの測定が不可欠です。それに加え、前述の「1. 排便状態の確認」でも示したように、排便回数や顕血便の観察で重症度を判定します（表1）。クローン病でも同様に、IOIBD (international organization for study of

表1 ■ 潰瘍性大腸炎の臨床的重症度分類

	重症	中等症	軽症
1. 排便回数	6回以上	重症と軽症との中間	4回以下
2. 顕血便	（＋＋＋）		（＋）〜（−）
3. 発熱	37.5℃以上		（−）
4. 頻脈	90/分以上		（−）
5. 貧血	Hb10g/dL以下		（−）
6. 赤沈	30mm/時以上		正常

inflammatory bowel disease）アセスメントスコアなどで活動性の経過を評価します（表2）。

また、EMR/ESD後の出血など、想定外の下血・血便を認めた場合には、**出血性ショックを念頭に置いてすぐにバイタルサインを確認**し、先輩に相談しましょう。明らかな血便がある前に脈拍の上昇を認めることもあるので注意が必要です。

術後の感染症やEMR/ESD後の遅発性穿孔でも、腹痛と同時に発熱を認めることがあります。術後の偶発症発生の可能性を考えて、バイタルサインの変化には細心の注意を払いましょう。

表2 ■ IOIBDアセスメントスコア
各項目のスコアを1点。2点以上で活動性。

1. 腹痛
2. 1日6回以上の下痢あるいは粘血便
3. 肛門部病変
4. 瘻孔
5. そのほかの合併症
6. 腹部腫瘤
7. 体重減少
8. 38℃以上の発熱
9. 腹部圧痛
10. 10g/100mL以下のヘモグロビン値

3. 腹部症状の観察

これだけは注意しよう

 最も重要なアセスメント項目である腹痛は、部位や時間経過、増悪因子や寛解因子を把握することが重要です。

 腹部の診察は仰臥位で膝を軽く屈曲し、腹部の緊張をとった状態で、視診→聴診→打診→触診の順番に行います。

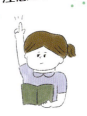

腹部症状の観察で**最も重要なアセスメント項目は腹痛**です。腹痛の有無、腹痛がある場合はその部位、また突然発症か徐々に発症したのか、持続性か間欠性かなどの時間経過や、増悪因子や寛解因子（空腹時か食後か、嘔吐や排便で軽快するか）などを把握することが重要です。

●腹部症状のアセスメントの具体的な手技

1. 事前に排泄をさせ、膀胱が空になっている状態で行います。
2. 体位は仰臥位で、腹部の緊張をとるため**膝を軽く屈曲した状態**とします（図2）。
3. 診察は視診→聴診→打診→触診の順番に行います。打診や触診の前に聴診をしないと、**刺激で腸雑音の頻度が変化する**ことがあります。

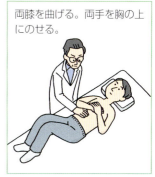

両膝を曲げる。両手を胸の上にのせる。

図2 ■ 腹部触診時の体位

4. 必要に応じて話しかけ、患者さんがリラックスできるように心掛けましょう。また、手や聴診器は温めておき、いきなり触ってびっくりさせないようにしましょう。
5. 触診をする前に痛む部位があるかを確認し、**痛む部位は最後に触れる**ようにします。
6. 患者さんの表情を常時よく観察して、**痛みや不快なサインを見逃さない**ようにしましょう。

想定外POINT!
診察でなかなか腹部の緊張がとれないときは、頭や膝の下に枕を入れ、腕を体の横か胸の上に置いてもらいましょう。また、背中がアーチ状に反っていると腹筋が緊張するので、背中に手を当ててリラックスしているか確認してみましょう。

もう言える！大事なのはココ

1. 術後に突然血便が出た場合には、偶発症を疑い、早急な対応が必要です。
2. 炎症性腸疾患に対する治療介入の効果をみるため、1日の排便回数の変化を観察します。
3. 便性状のスケールとして「ブリストル便形状スケール」があります。
4. 術後の偶発症発生の可能性を念頭に置き、バイタルサインの変化には細心の注意を払います。
5. 腹部症状の観察は、仰臥位で膝を軽く屈曲し、腹部の緊張をとった状態で、視診→聴診→打診→触診の順番に行います。

引用・参考文献

1) 厚生労働科学研究費補助金 難治性疾患等政策研究事業「難治性炎症性腸管障害に関する調査研究」(鈴木班) 平成29年度分担研究報告書 別冊. 潰瘍性大腸炎・クローン病 診断基準・治療指針. 平成29年度改訂版. 2018.
2) 加藤元嗣ほか. 抗血栓薬服用者に対する消化器内視鏡診療ガイドライン. 日本消化器内視鏡学会雑誌. 59 (7), 2017, 1548-58.
3) 田中信治ほか. 大腸ESD/EMRガイドライン. 日本消化器内視鏡学会雑誌. 56 (4), 2014, 1598-617.
4) 日本消化器病学会編. 機能性消化管疾患診療ガイドライン2014. 東京, 南江堂, 2014.
5) Lynn, Sほか. 福井次矢ほか日本語監. ベイツ診察法. 第2版. 東京, メディカル・サイエンス・インターナショナル, 2015, 1016p.

第3章｜おぼえよう!消化器のアセスメント

4. 肝臓のアセスメント

 共通

小牧市民病院 消化器外科部長　杉本博行

まずはイメージ！肝臓のアセスメント

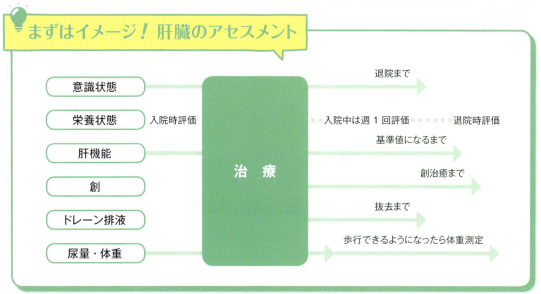

肝臓はここをアセスメントする！

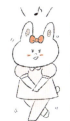

1. 黄疸は肝不全の最も重要な徴候であり、術前と術後、毎日必ずチェックします。
2. 体重は腹水や浮腫の目安となるので、毎日測定します。肝硬変では腹水が体重増加の原因となることがあります。
3. 栄養状態が悪いと合併症が多くなります。術前に栄養状態を確認し、栄養指導を行います。
4. 肝不全では意識障害が出現するため、意識状態のチェックは重要です。日付、曜日、場所を尋ね、羽ばたき振戦の有無を確認します。

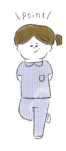
\Point/

治療前／後のアセスメント　これが重要！

治療前

1 黄疸をみる！

肝硬変で黄疸のある患者さんでは**肝切除などの侵襲の大きな治療は行えない**ことが多く、黄疸の評価は重要です。閉塞性黄疸の場合、治療によって黄疸が改善（減黄）すれば手術適応となります。

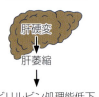
肝細胞障害性黄疸

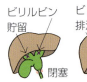
閉塞性黄疸

2 腹水の有無をみる！

　肝硬変患者さんは、低栄養や門脈亢進症のため**腹水が貯留します**。腹水がある患者さんは術後合併症発症の危険性が高く、術前に把握しておく必要があります。浮腫の有無も同時に評価します。**体重変化は腹水の増減の目安となる**ため、毎日の体重測定は重要です。

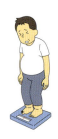

3 栄養状態を評価する！

　栄養状態が悪いと術後合併症が増加します。肝硬変ではタンパク合成能の低下を伴い、筋肉量や筋肉の質が低下したサルコペニア（図左）という状態になっている場合もあります。腹水や浮腫がある場合には、**塩分を制限した食事**にする必要があります。

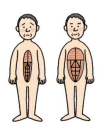

4 術式を確認する！

　肝切除術の場合、**どれだけの量の肝臓を切除するか**が術後の肝機能に大きく影響します。最近では、肝切除量をCTからシミュレーションすることが可能となっているので、カルテで確認しましょう。

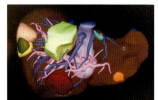

CTシミュレーション

 先輩のこっそりPOINT！

　肝硬変患者さんでは、腹水のコントロールが必要となることがあり、その場合は塩分を控えた食事にすることが大切です。ところが、病院食で塩分制限をしても、患者さんが理解していないと病院食の味付けにふりかけをかけたり、漬物を持ち込んで食べたりすることがあります。患者さんには、塩分制限の必要性についてしっかり指導しておきます。

治療後

1 意識状態をみる！

肝機能が低下するとアンモニア処理能が低下し、肝性脳症を発症します。**手術や肝機能に負担がかかる治療後には肝性脳症を発症することがあり**、治療前に意識状態を評価しておくことが大切です。肝性脳症では、羽ばたき振戦がみられることがあります。また、便秘は脳症発症のリスクとなるため、排便状況の確認も重要です。

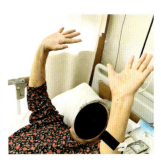

2 ドレーン排液をみる！

肝切除術後の合併症として、**術後出血と胆汁漏**があります。術後出血は手術当日からみられることがあり、緊急止血術となる場合があります。胆汁漏は術直後にみられなくても、数日経過してからはっきりしてくることがあります。いずれもドレーン排液をよく確認しましょう。

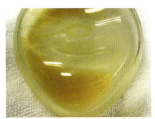

胆汁漏のドレーン排液

3 創の状態をみる！

肝硬変患者さんでは、出血傾向があったり、易感染性であったりするので、創をよく観察します。出血は創部だけでなく、皮下に現れることがあります。背部にみられることが多いので、**広範囲で皮下出血の有無をよく観察します**。

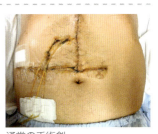

通常の手術創

4 肝機能を評価する！

見た目だけで肝機能を評価することは難しく、血液検査で経過をみていく必要があります。血清ビリルビン値、アルブミン値、トランスアミナーゼ値、プロトロンビン時間を経時的に測定して判定します。Child-Pugh 分類による肝機能の評価も行います。

Child-Pugh 分類（文献 1 より作成）　各項目のポイントを加算し、その合計点により分類する。

項目＼ポイント	1点	2点	3点
脳症	ない	軽度	ときどき昏睡
腹水	ない	少量	中等量
血清ビリルビン値（mg/dL）	2.0 未満	2.0〜3.0	3.0 超
血清アルブミン値（g/dL）	3.5 超	2.8〜3.5	2.8 未満
プロトロンビン活性値（%）	70 超	40〜70	40 未満

Child-Pugh 分類		
A	5〜6点
B	7〜9点
C	10〜15点

先輩のこっそりPOINT！ 肝臓の治療後には、治療前に比べて肝機能が悪くなる患者さんがいます。肝機能不全の症候として肝性脳症がありますが、高齢者の場合には認知症との区別が難しいことがあります。治療前に比べ、受け答えの反応が悪かったり、臥床しがちであったりする場合には、肝性脳症の可能性もあることを家族に説明しておきます。

やってみよう！ 肝臓のアセスメント

1. 栄養状態評価

これだけは注意しよう

  栄養状態の評価は定期的に行います。術後は絶食期間が長くなったり、肝機能が悪化したり、合併症を発症するなど、栄養状態が悪化しやすい状態です。体重は栄養状態を評価する目安となりますが、腹水で体重が増える場合もあります。

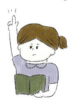

● アセスメントの方法

身長、体重を測定してBMI（body mass index）を求めます。問診では、食事摂取の状況や消化器症状の有無、体重減少の有無、ADL（activities of daily living）の状態を確認します。さらに理学的所見として、皮下脂肪の厚さ（上腕三頭筋部皮下脂肪厚）、筋肉の喪失状態（上腕筋囲）、浮腫の有無、腹水の有無、毛髪の状態などを観察します。これらの項目は**主観的包括的栄養評価**（subjective global assessment；SGA）といわれ、あらかじめ評価シートを作成しておくと便利です。

検査としては、外来でも簡便に行えるものとして体組成計での身体計測や握力測定があります。血液検査では**血清アルブミン値やコリンエステラーゼ値**などを確認します。このうち血清アルブミン値は肝機能評価で用いられるChild-Pugh分類の1項目であり、重要な指標となります。また、CTを用いて骨格筋の量を測定する方法も用いられています。肝疾患ではサルコペニアとなることが多く、**サルコペニアの患者さんは治療後の合併症発症の危険性が高くなる**ため、その評価は重要です（表1）。

表1 ■ サルコペニア診断基準

日本肝臓学会が提唱するサルコペニアの判定基準（第1版）

	JSH
CT	男性：42cm²/m²
	女性：38cm²/m²
BIA	男性：7.0kg/m²
	女性：5.7kg/m²
握力	男性：＜26kg
	女性：＜18kg

JSH：Japan Society of Hepatology
BIA：bioelectrical impedance analysis

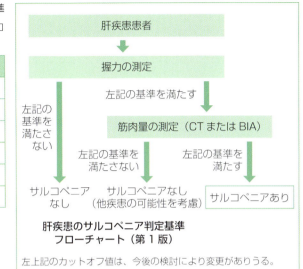

肝疾患のサルコペニア判定基準フローチャート（第1版）

左上記のカットオフ値は、今後の検討により変更がありうる。

2. ドレーン排液の観察

これだけは注意しよう

 ドレーンから血性の排液が多く（100mL/時以上）続くような場合や、低血圧、頻脈などバイタルサインが安定しないときは急いで医師に相談しましょう。また肝硬変患者さんでは、消化管出血を起こす場合もあります。

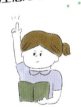

●アセスメントの方法

術後はドレーン排液の性状と量を観察します。肝切除術直後は術後出血の危険性があるので、**1時間ごとに観察し、バイタルサインを確認**します。術後出血の場合には、低血圧、頻脈、末梢冷感、冷汗、乏尿などの所見が出てきます。血性排液が100mL/時以上持続する場合は、すぐに医師に連絡しましょう。また、肝硬変患者さんでは**術後に門脈圧亢進症が悪化**し、消化管出血をきたすこともあり、便の性状を確認することが重要です。

出血以外では、**胆汁漏が肝切除後に起こりやすい**合併症です（表2）。術後早期はドレーン

表2 ■ 胆汁漏診断基準

International Study Group of Liver Surgery (ISGLS) の定義
術後3日目のドレーンビリルビン値が血清ビリルビン値の3倍以上、または胆汁貯留や胆汁腹膜炎のために放射線透視下処置や再開腹が必要となったもの。
胆汁漏のグレード
gradeA：追加診断や治療を必要としないもの gradeB：Aのなかで1週間以上ドレーン管理が必要なもの gradeC：合併症治療に再開腹などが必要なもの

注：A→Cで重症

排液が漿液性でも、術後数日経過してから黄色に変化してくることがあります。排液の総ビリルビン値を目安に胆汁漏の有無を判定することがありますが、肉眼での観察も重要です。

　胆汁が混じっている場合は排液にとろみがあることが多いので、**バッグから取り出して観察する**ことが大切です。胆汁漏を認めた場合には医師に報告します。胆汁漏を起こしやすい術式はある程度決まっているので、あらかじめ医師に確認しておくとよいでしょう。

想定外POINT！　　術後出血はドレーンからの血性排液で診断しますが、肝切除ではドレーンが挿入されないことや、入っていてもドレーンが詰まることがあります。頻脈、低血圧、冷汗などの徴候があれば、血性排液がなくとも術後出血を疑う必要があります。

3. 意識状態評価

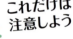
これだけは注意しよう

 会話が成り立たない、怒りっぽいなど、意識状態がいつもと違うと感じた場合には肝性脳症を疑いましょう。羽ばたき振戦があれば肝性脳症Ⅱ度以上となるので、確認が必要です。

●アセスメントの方法

　意識状態の評価法として、一般的にはジャパン・コーマ・スケール（Japan Coma Scale；JCS）やグラスゴー・コーマ・スケール（Glasgow Coma Scale；GCS）を用います。日本ではJCSが用いられることが多いですが、肝疾患患者さんの意識障害に関しては、**肝性脳症の昏睡度分類である犬山分類**がよく用いられます（表3）。毎日問診を行い、日時、場所を尋ねましょう。

　客観的評価法としては**羽ばたき振戦が重要**で、これを認めたときは肝性脳症Ⅱ度以上となります。両手を前に突き出して、手のひらを背屈させると手がバタバタと動きます。術後はせん妄状態との区別、高齢者の場合には認知症との区別が難しいことがありますが、肝性脳症を疑った場合には血清アンモニア値を測定して診断します。**便秘や消化管出血は肝性脳症の原因**となるので、便の状態を確認する必要もあります。また、肝硬変患者さんは低血糖を起こしやすい状態にあります。意識障害の鑑別の一つとして、血糖値を測定します。

表3 ■肝性脳症の昏睡度分類（犬山分類）

昏睡度	精神症状	参考事項
I	・睡眠・覚醒リズムの逆転 ・多幸気分、ときに抑うつ状態 ・だらしなく、気にとめない態度	retrospectiveにしか判定できない場合も多い
II	・指南力（とき・場所）障害、ものを取り違える ・異常行動（例：お金をまく、化粧品をゴミ箱に捨てるなど） ・ときに傾眠状態（普通の呼びかけで開眼し、会話ができる） ・無礼な言動があったりするが、医師の指示には従う態度をみせる	・興奮状態がない ・尿・便失禁がない ・羽ばたき振戦あり
III	・しばしば興奮状態・せん妄状態を伴い、反抗的態度をみせる ・嗜眠状態（ほとんど眠っている） ・外的刺激で開眼し得るが、医師の指示には従わない、または従えない（簡単な命令には応じる）	・羽ばたき振戦あり ・指南力障害は高度
IV	・昏睡（完全な意識の消失） ・痛み刺激に反応する	刺激に対して払いのける動作、顔をしかめる
V	・深昏睡 ・痛み刺激に反応しない	

想定外POINT！ 肝障害の指標の一つのプロトロンビン時間（PT活性、PT-INR）は、抗凝固薬のワルファリン内服中は低下するので指標となりません。また、ワルファリン内服中は肝細胞がんの腫瘍マーカーであるPIVKA-IIも上昇します。

もう言える！大事なのはココ

1. 肝機能の評価方法としてChild-Pugh分類があり、その項目である黄疸、腹水、意識障害は、肝不全の徴候として重要です。そのほかに、低栄養（血清アルブミン値）と凝固障害（プロトロンビン時間）も肝疾患者さんの特徴です。

2. 肝疾患者さんは、肝臓でのタンパク合成能が低下するため、栄養状態が悪化します。治療前後の栄養状態評価は大切で、低栄養の場合には栄養指導が必要です。

3. 肝切除後の代表的な合併症に術後出血と胆汁漏があります。

引用・参考文献

1) 日本肝癌研究会編. 臨床・病理 原発性肝癌取扱い規約. 第6版. 東京, 金原出版, 2015, 100p.

第3章 | おぼえよう！消化器のアセスメント

5. 胆道のアセスメント

兵庫医科大学 肝・胆・膵外科 講師　宇山直樹

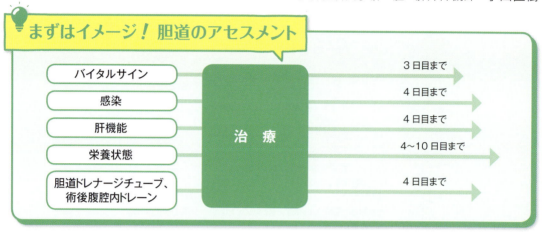

胆道はここをアセスメントする！

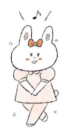

1. 伴っている胆管炎や胆嚢炎により臓器不全に至る場合もあるため、治療前後における胆道感染の程度のアセスメントは必要です。
2. 胆管閉塞による黄疸症状や肝機能の悪化を認める場合、胆管炎の併発や術後肝不全を防ぐため、治療前に胆汁うっ滞を改善する必要があります。
3. 胆管炎・胆嚢炎を伴った患者さんや胆道がん患者さんにおいては、術前・術後に経口摂取が十分ではないことも多いです。そのため、脱水や栄養状態のアセスメントを行うことが重要です。

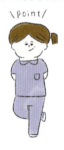

治療前／後のアセスメント　これが重要！

治療前

1 バイタルサインをみる！

胆管炎や胆嚢炎の重症度や脱水・栄養状態を把握するため、体温、血圧、呼吸数、脈拍数、意識状態、尿量をチェックします。感染を伴う胆道疾患では、**悪寒を伴う発熱**が多く認められ、重症化すれば**血圧低下や乏尿、意識障害**などが認められます。

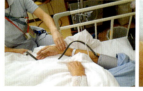
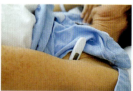

2 感染状態の重症化をみる！

胆管炎や胆嚢炎が重症化すると、**呼吸機能、循環機能、腎機能の低下**などがみられます。バイタルサインのほか、血液検査で炎症反応の上昇や血小板数の低下、また腎機能障害など感染状態の重症化の傾向が認められれば、胆管や胆嚢へのドレナージチューブ留置または手術が必要になります。

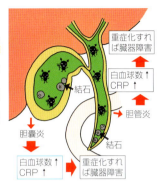

3 黄疸・肝機能をみる！

肝機能障害や黄疸が認められる患者さんでは、がん病巣や結石で胆管が閉塞していることが多く、その場合、胆管内腔圧の上昇により胆汁内で繁殖した菌が血中に入り、**胆管炎を併発**しやすくなります。また、肝門部胆管がん患者さんで肝切除を伴う治療が必要な場合、**術後肝不全の原因になる**ことがあります。このような場合、胆管へのドレナージチューブ留置が必要になります。

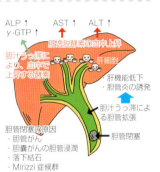

先輩のこっそりPOINT！ 治療前から治療後までの流れ（前処置、安静時間、チューブやドレーンの管理方法など）をしっかりと把握し、患者さんが十分に理解できるような説明をしましょう。患者さんは詳しい説明を受けることで、治療の様子や自分の状態がイメージでき、不安の軽減につながります。

治療後

1 バイタルサインをみる！

バイタルサインの評価により、ドレナージ処置（内視鏡的胆道ドレナージや経皮経肝胆嚢ドレナージ）による**胆嚢炎や胆管炎の改善の評価**をはじめ、**手術の合併症の存在**が推測できます。

ドレナージチューブが閉塞すれば、ドレナージ効果が不十分になり、処置前と同様に発熱を認め、バイタルサインが安定しません。また、

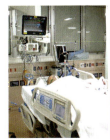

術後（処置後）の経時的なバイタルサインの観察

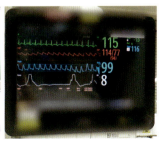

術後（処置後）の脱水、出血や感染症（肺炎や腹腔内膿瘍）を推測できる

術後の出血、肺炎や腹腔内膿瘍などの合併症の発生も、血圧や体温などのバイタルサインのチェックで推測することができます。

2 感染状態をみる！

ドレナージ処置や手術により感染状態が軽快しない場合は、ドレナージ処置が不十分であったり、手術で**肺炎や腹腔内膿瘍などの新たな感染症が生じた可能性**が推測できます。感染状態は術前と同様に、バイタルサインや血液検査のほかCTなどの画像検査で評価しましょう。

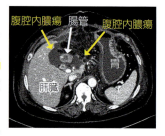

写真は膵頭十二指腸切除後の腹腔内膿瘍です。血液検査で白血球数の上昇やCRPの上昇を認める場合、腹腔内膿瘍や肺炎などの感染症を考慮します。

3 ドレナージ・ドレーン排液をみる！

ドレナージ処置で排出される排液の性状や排液量の観察から、**出血、感染胆汁の有無、ドレナージチューブの閉塞・逸脱**などが推測できます。また、術後の腹腔内に留置するドレーンからの排液の性状や排液量の観察からも、術後の**出血、胆汁漏、腹腔内膿瘍の有無**などが推測できます。

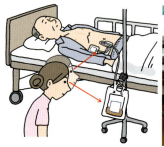 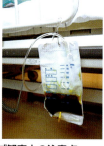

ドレーンおよびドレナージチューブ観察上の注意点
・屈曲・閉塞の確認　　・術後出血の確認
・ドレーン固定の確認　→　・ドレナージ効果の確認
・排液量変化の確認　　・胆汁漏・膵液漏の確認
・排液性状変化の確認　・腹腔内膿瘍の確認

先輩のこっそりPOINT！　検査室や手術室から帰棟したときは、治療が終了したことを患者さんに伝え、安静時間や水分摂取などについて説明しましょう。ただし、麻酔の影響により説明内容を覚えていないことがあるので、覚醒状況を細かく観察し、指示内容を言葉で伝える以外に、パンフレットなどに図やイラストで表示することで「視覚的」にも理解してもらえるようにしましょう。

やってみよう！胆道のアセスメント

1. バイタルサインのチェック

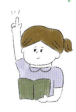
これだけは注意しよう

 発熱を認める場合は、胆管炎・胆嚢炎や術後感染症の発生が考えられるので、注意が必要です。

 発熱と同時に、血圧低下、呼吸障害や意識障害などを認めたときは、上記の感染症が重症化している可能性を考え、先輩看護師や医師に相談しましょう。

● アセスメントの方法

　胆管炎や胆嚢炎を伴っている症例では、**38℃を超える発熱があることが多く**、重症化すれば敗血症により血圧や呼吸機能の低下を認めるようになります。

　胆管炎や胆嚢炎に対し、**抗菌薬治療を開始**して24時間後もバイタルサインに変化がなければ、血液検査も検討し、ドレナージ術を考慮します。また、24時間以内でも、90mmHg以下の血圧や経皮的動脈血酸素飽和度（SpO$_2$）の低下傾向を認めた場合、**早急なドレナージ術を考慮**します。

　ドレナージ後も血液検査とともにバイタルサインの観察を行い、抗菌薬治療およびドレナージ術の効果を評価します。ドレナージ後にも発熱が続く場合や、低血圧、SpO$_2$の低下を認める場合は、ドレナージ不良や抗菌薬の変更を考慮するほか、肺炎などの合併症の発生も考慮しなければなりません。

　胆道疾患の手術は、比較的侵襲の大きな手術が多く、術後3日目までは発熱を認めることがあります。**4日目以降も38.0℃を超える発熱、低血圧、SpO$_2$の低下や乏尿を認める場合**は、術後肺炎や腹腔内膿瘍の発生を考慮し、先輩看護師や医師に相談しましょう（表1）。

表1 ■ 急性胆管炎の悪化徴候のバイタルサイン

項目		サイン	参考基準値
体温		38.0℃以上	36.5℃±0.5℃
血圧		≦90mmHg	120〜129mmHg
心拍数		≧90回/分	60〜85回/分
呼吸	回数	≧20回/分	12〜15回/分
	SpO$_2$	≦91%	≧92%
意識		意識障害あり	清明
尿量		乏尿（0.5mL/kg/時未満）	0.5〜1.0mL/kg/時以上

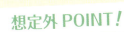
想定外 POINT！ ステロイドを長期内服している患者さんは、白血球数が増加し、CRPが上昇しにくい傾向があります。胆管炎・胆嚢炎や術後感染症の評価には、バイタルサインの変化や画像検査なども十分に考慮しましょう。

2. 感染状態のチェック

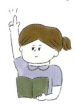
これだけは注意しよう

 ドレナージ処置や手術を行った後も、血液検査で感染状態を把握しましょう。

 感染状態の改善がない場合は、チューブトラブルや合併症が起こっている可能性があるため、処置が必要です。

●アセスメントの方法

　画像検査以外に、血液検査で**炎症所見**（白血球数、CRPの上昇）や**胆汁うっ滞所見**（AST、ALT、ALP、γ-GTPの上昇）を認めると、急性の胆嚢炎・胆管炎を考慮する必要があります（表2）。また、急性胆管炎の重症化マーカーとして血清クレアチニン値の上昇、PT値の低下、血小板数の低下、SpO_2の低下などがあり、これらのデータ異常が認められれば、**抗菌薬以外にドレナージ術を行う**必要があります（表3）。

　ドレナージ治療後、3日以内に炎症反応の低下を認めた場合、治療方針に問題はないと考えられますが、炎症反応の上昇を4日目以降も認める場合は、ドレナージ不良や、肺炎などの合併症が生じた可能性が考えられます。胆道疾患の手術は、術後3日目までに炎症反応がピークを認め、4日目以降に炎症反応の改善を認めます。**炎症反応の改善を認めない場合**、肺炎や腹腔内膿瘍の発生を考慮し、先輩看護師や医師に相談しましょう。

表2 ■ 急性胆管炎の診断基準

炎症反応	白血球数（/μL）	<4,000または>10,000
	CRP（mg/dL）	≧1.0
黄疸	T-Bil（mg/dL）	≧2.0
肝機能検査異常	AST（IU）	>1.5×基準上限値
	ALT（IU）	>1.5×基準上限値
	ALP（IU）	>1.5×基準上限値
	γ-GTP（IU）	>1.5×基準上限値

表3 ■ 急性胆管炎悪化の徴候を示す血液検査

重症化のサイン			中等症化のサイン		
呼吸機能	PaO_2/F_iO_2	<300	炎症反応	白血球数（/μL）	<4,000または>12,000
腎機能	血清クレアチニン	>2.0mg/dL			
肝機能障害	PT-INR	>1.5	黄疸	T-Bil（mg/dL）	≧2.0
血液凝固異常	血小板数（</μL）	<100,000	低アルブミン血症	アルブミン（g/dL）	<基準値×0.73

想定外POINT！ 　術後に鎮痛薬をよく内服する患者さんは、術後の腹腔内膿瘍や創部膿瘍による発熱や疼痛がマスクされます。そのため、創部およびドレーン刺入部の観察やドレーン排液の観察、血液検査データの変化をしっかり評価しましょう。

3. ドレナージ・ドレーン排液のチェック

これだけは注意しよう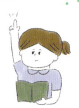

 チューブやドレーンの排液性状や排液量は毎日観察しましょう。

排液の性状や量に変化があれば、合併症やチューブ・ドレーンの閉塞・逸脱などが考えられます。

●アセスメントの方法

胆管炎や胆嚢炎症例では、ドレナージ処置を行った際、最初は血性成分を含む赤みのある排液や、感染胆汁を思わせる緑色の排液、膿性成分を含む排液を認めます。しかし、2〜3日後には**黄褐色の正常の胆汁流出**を認めるようになります（図1）。排液量は症例によって異なりますが、毎日排

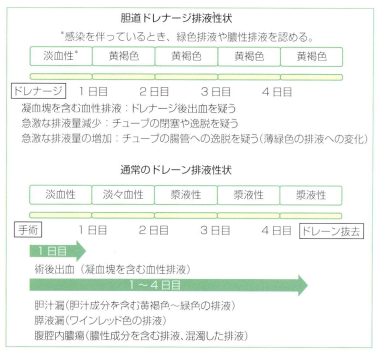

図1 ■ 胆道ドレナージ排液性状と通常のドレーン排液性状

液量を観察し、**排液量が急激に変化した場合**はチューブの逸脱や閉塞を疑い、先輩看護師や医師に報告しましょう。

　胆道疾患の術後には、横隔膜下近傍のほか胆管空腸吻合部近傍や膵空腸吻合部近傍にドレーンを留置します。一般的には、術後早期にはやや血性成分を伴った排液を認めますが、3日目ごろには血性が減少し、透明感のある薄黄色の排液を認めるようになります。

　しかし、**凝血塊を認める血性排液**や、**黄褐色～緑色の排液やワインレッド色の排液**を認めれば、出血、胆汁漏、膵液漏を疑わなければなりません（図1）。このように排液の性状変化が認められれば、先輩看護師や医師に報告しましょう。

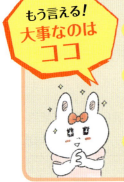

もう言える！大事なのはココ

1. 胆管炎や胆嚢炎の重症化を、バイタルサインや血液検査で評価します。
2. ドレナージチューブ留置後や術後には、バイタルサインのチェックと血液検査結果で、チューブトラブルや術後合併症の評価をします。
3. ドレナージチューブやドレーンからの排液の性状変化、排液量の変化から、チューブトラブルや合併症の評価をします。

引用・参考文献

1) 中川原寿俊ほか. 消化器外科の臓器別術後アセスメント 胆道手術後のアセスメント. 消化器外科 NURSING. 19（8）, 2014, 810-3.
2) 松井作登子ほか. 胆道閉塞と ENBD・PTBD・PTGBD チューブ. 消化器最新看護. 20（1）, 2015, 46-52.
3) 川宮麗子ほか. 胆道がんによる減黄処置のためのドレナージ治療とケア. 消化器看護 がん・化学療法・内視鏡. 22（4）, 2017, 24-32.
4) 調憲ほか. ドレーン排液. 消化器外科 NURSING. 23（7）, 2018, 623-6.

第3章 | おぼえよう!消化器のアセスメント

6. 膵臓のアセスメント

 共通

愛知県がんセンター中央病院 消化器内科部　孝田博輝

まずはイメージ！膵臓のアセスメント

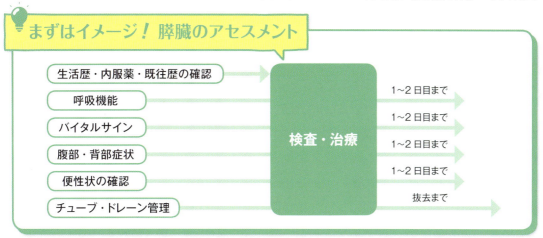

膵臓はここをアセスメントする！

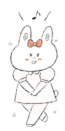

1. 腹部・背部症状を確認することで、膵内視鏡検査の合併症で重要な膵炎の予測・早期発見に努めます。
2. 誤嚥(ごえん)リスクを伴う内視鏡治療では処置前後の呼吸状態の評価が重要です。
3. 飲酒歴や既往歴、内服薬を確認することで、膵臓の状態や処置に伴う合併症のリスクを評価できます。
4. 内視鏡治療では粘膜の切開や穿刺などの出血を伴う処置を行うため、術後の便性状を確認することで消化管出血の存在を疑うことができます。

治療前／後のアセスメント　これが重要！

治療前

1 生活歴・内服薬・既往歴を確認する！

アルコールの常飲は慢性膵炎のリスク因子であると同時に、検査時に使用する鎮静薬への耐性を作り出してしまいます。また**膵消化酵素の補充薬やインスリンの常用**なども膵機能の低下を予測する指標となります。
さらに**膵炎の既往や上部消化管領域の手術既往**があれば、処置に伴う膵炎発症のリスクや、術後の消化管の解剖学的変化による処置の難易度も予測できます。

2 呼吸・循環器機能を確認する！

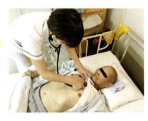

　内視鏡治療時に使用する鎮静薬は、**効果が過剰になると呼吸抑制をきたします**。基礎疾患を含めて、呼吸状態を処置前に確認することで、鎮静薬の量や検査時間などを事前に検討することができ、処置時の呼吸変動や合併症の発症を最小限にとどめることができます。

　また、内視鏡治療では消化管蠕動抑制薬を使用することがしばしばあります。その際に、**心房細動などの不整脈がある場合**は、薬剤が使用できないことがあるため、事前に評価しておくことが重要です。

3 バイタルサインを確認する！

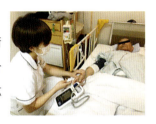

　それまで異常がなかった患者さんが、突然、状態が悪くなることは術後に限ったことではありません。バイタルサインに異常がみられる場合は、内視鏡検査を行うことで状態が悪化することもあるため、状況に応じて診療計画を見直す必要があります。

先輩のこっそりPOINT！ 　患者さんのなかには、検査・治療に対する緊張から口数が少なくなり、苦痛をうまく表出できなくなる人もいます。検査前に不安な点の聴取を行い、十分な情報提供を行いましょう。また、処置中は介助に意識がいき、患者さんへの声かけがおろそかになりやすいため、表情なども観察して安心感を与えるアプローチを行ってください。

治療後

1 腹部・背部症状をみる！

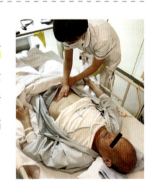

　膵臓精査の内視鏡検査（ERCP）の合併症で**最も頻度が高く、そして重症化すると死亡する可能性もある**疾患が急性膵炎です。急性膵炎は最善の処置を行っても、ある一定の確率で起こるため、発症後の早期の対応が重要となります。症状の訴えがあれば、注意深く観察し、強い疼痛があったり、改善の乏しい場合は迷わず医師に報告しましょう。

2 呼吸状態をみる！

ERCP 後は、鎮静による呼吸抑制に加えて、唾液などの誤嚥による誤嚥性肺炎を起こすリスクが高くなります。検査後は、**完全覚醒するまでしっかりと呼吸状態を確認**し、必要に応じて酸素投与を行います。また、誤嚥性肺炎は処置時の体位（左側臥位～腹臥位）から左肺に起こることが多く、その点を考慮して聴診を行うことが重要です。

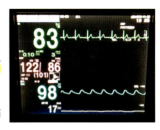

3 チューブ・ドレーン管理を行う！

膵臓の内視鏡治療では、内視鏡的経鼻膵管ドレナージ（endoscopic nasopancreatic drainage；ENPD）など体外でのチューブ管理が必要になる場合があります。ENPD チューブは非常に細く（多くが 5Fr.）、**折れ曲がりなどで容易に膵炎をきたします**。また、抜去や逸脱などのチューブトラブルも多いため、適切なチューブ管理が必要となります。

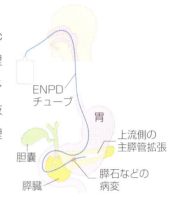

4 便性状を確認する！

治療による切開や穿刺などで消化管出血をきたすことがあります。**上部消化管からの出血であれば黒色便をきたす**ため（出血量が多ければ赤色のままのこともあります）、医療従事者側からの確認と同時に、患者さん本人にも確認してもらうよう説明することが重要です。

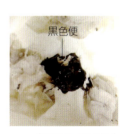

（文献 1 より引用）

先輩のこっそりPOINT！　理解力が乏しい患者さんは、管が視界に入ると気になって引っ張ってしまうことがよくあります。そのため、ライン類は患者さんの目につかないように配置することが大切です。また、普段の患者さんとの状態の違いに早く気付くのは家族が多いのも事実です。「いつもと何かが違う」と思ったら、遠慮なく看護師に報告するよう、前もってお願いしておきましょう。

やってみよう！膵臓のアセスメント

1. 生活歴・内服薬・既往歴の評価

これだけは注意しよう

① 飲酒については、実際の摂取量より少なめに申告したり、常用薬についても申告や持参を忘れたりと、事実と異なることがしばしばあります。正確な情報を得るためには、家族からの聴取を行うことも有用です。

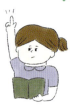

● アセスメントの方法（表1）

まずは生活歴、特に飲酒歴について確認を行います。アルコール摂取量の多い患者さんは、膵機能の低下をきたしていることがあると同時に、鎮静薬に対しても耐性を形成していることが多く、それらの情報をもとに**内視鏡治療時に使用する鎮静薬が変更される**こともしばしばあります。

次に内服薬の確認です。なかでも抗血栓薬は、ほかの内服薬の有無と内視鏡処置の種類によって**休薬の必要性や休薬期間が変わってきます**。カルテに抗血栓薬についての記載がないときは、必ず報告しましょう。

既往歴については、膵炎の既往は非常に重要な情報となります。**ERCP後に起こる膵炎のリスク因子**として知られており、膵炎既往の有無で処置や検査後の対応も少なからず変わってきます。また、内視鏡処置でよく使われる消化管蠕動抑制薬は、**緑内障や前立腺肥大症、心房細動などの不整脈の罹患者には禁忌**とされています。ERCPを行うときは、これらについても必ず確認します。

表1 ■ 内視鏡治療前の確認項目の例

確認項目	チェック	詳細
狭心症・心筋梗塞・心不全など、心臓が悪いと言われたことがある。	はい／いいえ	
緑内障と診断もしくは疑いと言われたことがある。	はい／いいえ	
前立腺肥大症と言われたことがある。	はい／いいえ	
糖尿病と言われたことがある。	はい／いいえ	
膵炎になったことがある。	はい／いいえ	
今までに手術を受けたことがある。	はい／いいえ	
血をさらさらにする薬を飲んでいる。	はい／いいえ	
普段から血が止まりにくいことがよくある。	はい／いいえ	
睡眠薬などの向精神病薬を内服している。	はい／いいえ	
普段、お酒を飲んでいる。一日の量は？	はい／いいえ	
歯医者さんなどでの麻酔で気分不良などの体調の変化をきたしたことがある。	はい／いいえ	
食べ物や薬でアレルギーが出たことがある。	はい／いいえ	
喘息・蕁麻疹・花粉症などのアレルギー体質である。	はい／いいえ	

2. 腹部・背部症状の有無の確認

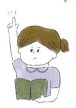
これだけは注意しよう

 腹部症状の判断には、正常と異常の両方の所見の理解が必要です。普段から触診などにより、正常所見を理解しておくことと同時に、実際の膵炎患者さんがいるときに、先輩看護師に教えてもらいながら所見を学んでいきましょう。

●アセスメントの方法（図 1）

ERCP 後は、鎮静薬の影響で意識がはっきりしないことが多いため、病棟帰室時は腹痛の訴えはあまりないことが多いです。それでも患者さんの自覚症状を確認して、圧痛はないか、反跳痛はないか、打診での痛みはないか、痛みがあればどこかなどを**必ず腹部を触って確認しましょう**。今後の経過をみるうえで、最初の大切な所見となります。

腹痛・背部痛が内視鏡処置による一過性の症状であれば、強い疼痛にはならず、時間経過とともに改善していくのが一般的です。しかし、急性膵炎の発症があれば**疼痛の改善は乏しく、経時的に増悪していくことが多い**です。

膵炎の診断は、翌日の血液検査の結果と併せて診断することが多いですが、**重症例では同日中でも強い症状が出る場合もある**ため、医師への報告を躊躇してはいけません。また、強い疼痛の場合は膵炎のみではなく、消化管穿孔による腹膜炎の可能性もあるため、腹部全体の触診での反跳痛や、打診での疼痛をフォローすることが重要です。

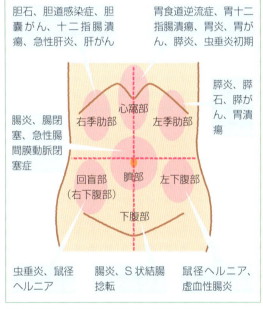

図1 ■ 腹痛の部位に特徴のある消化器疾患

 想定外 POINT！ 内視鏡の処置時に鎮痛薬を使用したり、元々、鎮痛薬を内服している人も多くいます。その場合は、疼痛がマスクされてしまうことから、重症化してから症状が出現することもあるので注意が必要です。

3. チューブ・ドレーン管理

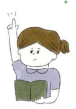

これだけは注意しよう

 ENPDによるドレナージは、チューブ先端が膵管内に留置してあり、チューブを通して膵液を排出しています。つまり、チューブのトラブルによって引き起こされるのはドレナージ不良だけでなく、容易に膵炎をきたすということを認識しておく必要があります。

●アセスメントの方法

ENPDチューブは基本的に5Fr.と非常に細く、詰まりやすいため、適切な管理が必要となります。まず、処置終了後は仮固定で病棟に帰室してくることが多いため、チューブ固定をしっかりと行う必要があります。鼻と頬に固定し、そのまま耳にかけることが多いと思われますが（図2）、病院によってきまりがあれば、そのとおりに

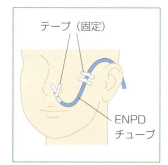

図2 ■チューブの固定位置

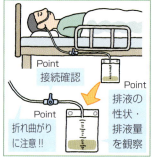

図3 ■チューブ管理のポイント

すればよいです。ここでは、**鼻粘膜や皮膚に損傷が起こらないように注意**し、チューブ逸脱の指標として、チューブにマーキングすることをお勧めします。

また、排液量や排液性状にも注意が必要です（図3）。膵液は通常、1日に1Lほど分泌されるため、ドレーンからはそれに準ずる量が出るはずです。**排液量が明らかに少ない場合**は、チューブの折れ曲がり、三方活栓の接続状況、ドレーンバッグの位置に問題がないかなどを確認しましょう。排液自体は通常は透明ですが、**感染すると乳白色**になることが多く、**膵管から逸脱すると腸液の黄色〜緑色調**に、そして**出血があると血性**となります。このあたりも考慮して、必要に応じて医師に報告しましょう。

想定外POINT！ チューブ留置は患者さんにとって非常にストレスがかかるため、自己抜去してしまうことがあります。ENPDチューブは経鼻胃管とは異なり、再挿入の処置も比較的侵襲が大きいため、事前に対策を講じておくとよいでしょう。

1. 病歴確認で重要なのは、飲酒歴、既往歴、内服薬であり、特に膵炎、緑内障、前立腺肥大症、不整脈の既往、抗血栓薬の内服の有無を忘れずに聴取します。

2. 検査後は、背腹部痛の有無を自覚所見と他覚所見の両方から確認し、合併症（特に膵炎）発症の早期発見に努めます。

3. 膵管ドレナージは、チューブ閉塞で容易に膵炎をきたすため、排液量や排液性状を確認しながらチューブトラブルが起こらないように適切に管理します。

引用・参考文献
1) 具嶋亮介ほか．"内視鏡的消化管止血術"．消化器外科50の術式別術後ケアイラストブック．消化器外科NURSING秋季増刊．馬場秀夫監．大阪，メディカ出版，2018，179．

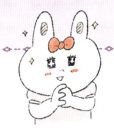

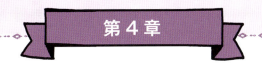

第4章

\ しっておこう！/
消化器の疾患と治療

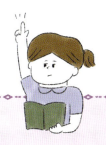

第4章 | しっておこう！消化器の疾患と治療

1. 食道の良性疾患と治療

 共通

独立行政法人国立病院機構京都医療センター 外科・感染制御部　畑 啓昭

まずはイメージ！ 食道の良性疾患

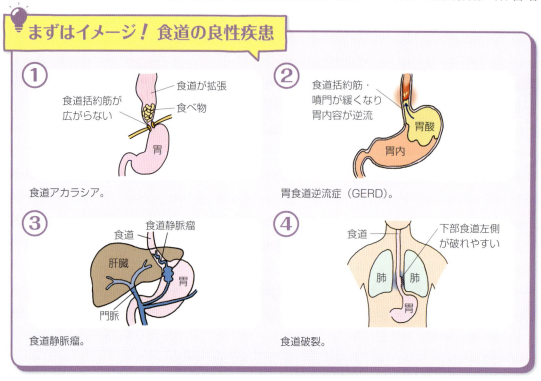

① 食道アカラシア。
② 胃食道逆流症（GERD）。
③ 食道静脈瘤。
④ 食道破裂。

こんな疾患！

種類◆食道は、食べ物を口腔内（咽頭）から胃に運ぶ筒状の臓器です。食道下部には胃からの逆流を防ぐ括約筋がありますが、これが過度に収縮したままになって食べ物がつかえるのが、食道アカラシアです。反対に、食道が通っている横隔膜の孔（食道裂孔）が緩み、胃が縦隔の中に飛び出してきて逆流の症状などが出るのが胃食道逆流症（gastroesophageal reflux disease；GERD）や食道裂孔ヘルニアです。

　そのほか、肝硬変患者さんで、門脈を通って肝臓に流れる血液が十分に通過できずに逆流（門脈圧亢進症）し、胃から食道へと逆流した血液がたまり、静脈瘤を作るのが食道静脈瘤です。また、頻度は低いですが、異物を誤嚥した場合や嘔吐した場合に起こるものに食道破裂があります。吐物が縦隔内から胸腔に広がると、生命にかかわるほどの重症疾患となります。

適応◆食道アカラシアの治療は、軽症では薬物療法やバルーン拡張術、重症では手術や経口内視鏡的筋層切開術（per-oral endoscopic myotomy；POEM）が適応です。GERDや食道裂孔ヘルニアは、軽症では薬物治療、重症では手術治療を行います。食道静脈瘤は内視鏡的硬化療法が、食道破裂は軽症では保存治療、重症では手術治療が適応となります。

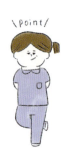

1. GERDってどんな疾患?

1. 症状は?

近年、GERD は患者さんが増加しており、10%程度の有病率となっています。下部食道括約筋・噴門機能が低下すると、**胃酸が食道内に逆流して、胸やけや痛みなどの症状が現れます**。また、前かがみで腹圧が上がったときや夜間に、逆流を自覚することもあります。

2. 検査法は?

GERD が疑われた場合は、強力な胃酸分泌抑制薬であるプロトンポンプ阻害薬（PPI）を使用して、逆流症状がなくなるかを確認します。これは PPI テストと呼ばれる、診断と治療を兼ねた簡便な方法です。

より詳しい診断には、**消化管内視鏡を用い、ロサンゼルス分類に従って、びらんの程度を GradeA～D**（A よりも軽症の場合に minimal change という Grade を使うこともあります）で判定する検査があります（図1）。

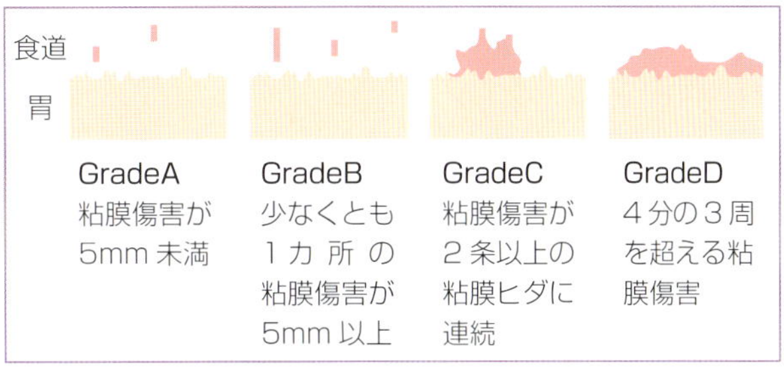

そのほかにも、食道内に小さな電極のついた胃管のようなものを留置して、24時間の pH の変化や蠕動方向を検査する24時間食道 pH（インピーダンス）モニタリング検査などがあります。

図1 ■ ロサンゼルス分類

GradeA	GradeB	GradeC	GradeD
粘膜傷害が5mm 未満	少なくとも1カ所の粘膜傷害が5mm 以上	粘膜傷害が2条以上の粘膜ヒダに連続	4分の3周を超える粘膜傷害

3. 治療適応は?

症状がある GERD 患者さんには、PPI による酸分泌抑制を行います。同時に、逆流を増悪させるタバコ、アルコールなどの生活習慣の見直しや、体重を減らすこと、ベッドの頭側を挙上することでも症状が改善します。

PPI 治療で改善しない場合や、長期にわたり PPI 治療を必要とする場合には、外科治療を考慮し、腹腔鏡下に **Nissen 法や Toupet 法による噴門形成術**を行います。

先輩のこっそり POINT! GERD では痛みなどの食道の症状以外に、慢性の咳や喘息などの呼吸器症状、咽喉頭の違和感や咽頭痛などの耳鼻咽喉科症状、また非心臓性胸痛などの循環器症状がみられることがあります。

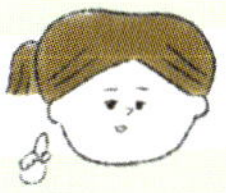

2. 食道静脈瘤ってどんな疾患？

1. 症状は？

食道静脈瘤ができているだけでは、自覚症状はありません。**食道静脈瘤が破れて出血すると、吐血・下血、ショック**などの症状が現れ、緊急の病態となります。少量の出血で収まっている場合には、黒色便やタール便により自覚することもあります。

2. 検査法は？

食道静脈瘤の診断には、上部消化管内視鏡が有用です。**形態（細い線条か結節状かなど）、色調、発赤（red color；RC）、出血、粘膜などの所見**に注目して検査を行います。RCサインがあると、出血の可能性が高いとされています。また、門脈圧亢進症によりできた食道静脈瘤以外の異常血行路については、造影CT検査やMRI検査、超音波検査などで診断を行います。

3. 治療適応は？

●出血の予防

β遮断薬や一硝酸イソソルビドの内服を行うことで、門脈圧を下げることができ、出血の予防効果が上がります。また、内視鏡的に静脈瘤を硬化させる薬剤を注入する**内視鏡的静脈瘤硬化術（EIS）**や、Oリングというゴム輪で静脈瘤を結紮する**内視鏡的静脈瘤結紮術（EVL）**が有効です（図2）。

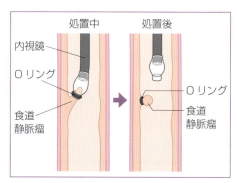

図2 ■ EVL

●出血の治療

EISと同時に、血管作働性薬（バソプレシン、オクトレオチド）の投与が有効です。

先輩のこっそりPOINT！ PPIは、肝硬変患者さんの消化管出血を減らすことができるというエビデンスはありませんが、胃潰瘍の予防目的などで使用されることが多いです。一方、腹水がたまっているような非代償性肝硬変患者さんにPPIを使用すると、特発性細菌性腹膜炎が起こるとの報告もあるため、注意が必要です。

1. GERDはこう治療する！

治療の流れ

投薬治療 ➡ 外科手術

内科　プロトンポンプ阻害薬（PPI）の内服（図3）

まず、**PPIの通常量である、1日1回内服の治療**を開始します。通常は8週間以内の治療を一つの目安とします。症状が続く場合や再燃する場合は、内服を続ける維持療法や、症状増悪時に内服を再開するオンデマンド療法などが有効とされています。初期の内服治療で症状が改善しない場合には、PPIの倍量投与（1日2回内服）や、カリウムイオン競合型アシッドブロッカーやH₂受容体拮抗薬、六君子湯やモサプリドとの併用療法などの有効性も報告されています。

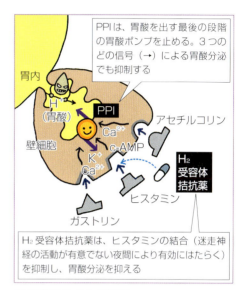

図3 ■ PPIの作用機序

外科　腹腔鏡下噴門形成術（図4）

手術によって、食道胃接合部で逆流しにくくなるような工夫を加える方法です。頻用されるのは、胃底部（胃の横隔膜下にある部分）を使って、食道胃接合部にエリマキ状に巻く方法です。**全周にわたって巻くものをNissen法**といい、逆流を防ぐ効果は大きいです。**非全周を巻くものをToupet法**といい、嚥下障害の症状が少ないとされています。

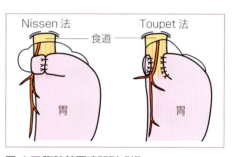

図4 ■ 腹腔鏡下噴門形成術

> **想定外POINT！**　症状が続いたり、高齢で手術治療のリスクがある場合など、PPIの長期投与が必要となるケースは少なくありません。長期投与の副作用として、カルチノイド腫瘍（胃内が低酸状態になるため、胃酸分泌を担うガストリンが高値になることが関与するのではと考えられています）、消化管感染症（胃内の殺菌作用が低下します）、肺炎（胃内で増殖した細菌を吸引して起こります）、骨折（カルシウムの吸収障害により骨がもろくなります）などが増加する可能性が危惧されています。

2. 食道静脈瘤はこう治療する！

治療の流れ

内服治療 ➡ 内視鏡治療

内科　内服治療：β遮断薬と一硝酸イソソルビドの内服

食道静脈瘤の患者さんには、**β遮断薬と一硝酸イソソルビドの内服**が出血の予防に有効です。β遮断薬は心拍出量を下げ、腹部内臓血管の収縮、門脈血流量の減少により門脈圧の低下をもたらします。また、一硝酸イソソルビドは肝臓内でNO（一酸化窒素）を増加させて肝内の血管抵抗を下げ、門脈圧の低下をもたらします。

内科　予防的内視鏡治療

内視鏡所見で出血を認める場合や、数珠状の静脈瘤（F2以上）、あるいはRCサイン陽性の場合には、内視鏡治療の適応となります。シアノアクリルなどの硬化剤を静脈瘤に注入して固めるEISや、ゴム輪で静脈瘤を結紮するEVLなどがあります（図5）。EISは再発は少ないですが、血流を変化させるため、**肝機能の悪い患者さんには侵襲が高い**とされています。EVLは簡便で侵襲が少ない治療法です。

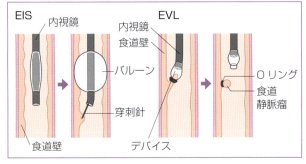

図5 ■ 予防的内視鏡治療

想定外POINT！

大量に出血している場合には、血管作動性薬（バソプレシン、オクトレオチド）の投与と同時に内視鏡治療を行います。大量の出血により視野の確保が困難、あるいは出血点が確認できない場合は、SB（Sengstaken-Blakemore）チューブによるバルーン治療でコントロールします（図6）。

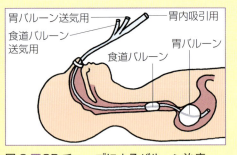

図6 ■ SBチューブによるバルーン治療

1. GERD やってみよう！治療後のケア

1 症状がよくなったか、患者さんに確認しよう！

GERDの症状は、内視鏡の所見と一致する場合と一致しない場合とがあります。そのため、内服治療を始めた後は、**自覚症状の改善の程度をしっかりと患者さんから聞き出す**ことが重要になります。

2 生活習慣もチェックしよう！

タバコ、アルコール、チョコレート、脂肪食、仰臥位、右側臥位などは胃酸の逆流を増やす可能性があるため、症状の改善の度合いが乏しい場合は、生活習慣の確認も行うようにします。

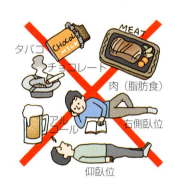

3 薬物による副作用が出ていないかチェックしよう！

長期の内服治療が必要な患者さんでは、**肺炎、消化管感染症、血小板減少**などの薬物による副作用や合併症が出ていないか、確認しましょう。

2. 食道静脈瘤 やってみよう！治療後のケア

1 出血の有無とバイタルサインをチェックしよう！

出血時の緊急治療の場合はもちろん、予防的な食道静脈瘤の治療の場合であっても、**治療後の再出血には十分に注意しましょう**。出血の有無を確認するため、脈拍、血圧、尿量などのバイタルサインを頻回に確認します。

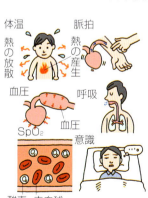

2 肝機能の悪化に注意しよう！

　食道静脈瘤からの出血により消化管内でアンモニアの産生が増加することや、食道静脈瘤の治療で血流が変化することなどから、**肝性脳症や黄疸などの症状が出現することがあります**。治療後には、これらの症状を念頭に置いて状態を確認しましょう。

3 肝臓の機能を温存するためのアドバイスをしよう！

　食道静脈瘤の患者さんは、治療がひと段落しても、肝機能が悪いことに変わりはありません。**内服治療や食事療法などのアドバイス**も忘れないようにしましょう。

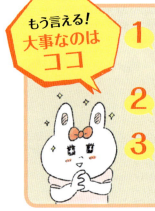

もう言える！大事なのはココ

1. 食道の良性疾患では、自覚症状をいかに改善するかが重要なGERDと、自覚症状はないものの、ひとたび出血すると生命にかかわる食道静脈瘤が重要な疾患となります。
2. GERDでは、患者さんの自覚症状の変化をチェックすることを意識します。
3. 食道静脈瘤では自覚症状がないため、患者さんの病状をしっかり確認します。

第4章 | しっておこう！消化器の疾患と治療

2. 食道の悪性疾患と治療

独立行政法人国立病院機構京都医療センター 外科・感染制御部　畑 啓昭

まずはイメージ！ 食道の悪性疾患

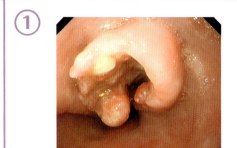

① 食道がん（内視鏡検査像）。肉眼的に病変がわかるものは、進行がんであることが多いです。

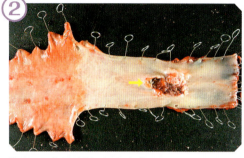

② 摘出した食道（進行食道がん）。

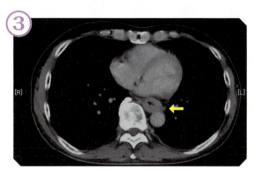

③ 食道がん（CT検査像）。

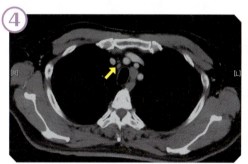

④ 反回神経周囲リンパ節腫大（CT検査像）。

こんな疾患！

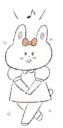

種類◆食道の上皮は扁平上皮で覆われ、腺上皮である胃につながっています。食道の悪性腫瘍のうち90％以上は扁平上皮がん（通常の食道がん）ですが、胃とつながる下部食道では、胃食道逆流症によりバレット上皮という腺上皮に変わっているため、腺がん（バレット食道がん）ができます。また、喫煙、アルコールなどの刺激が食道がんのリスクとされていて、男性に多く発生します。

適応◆浸潤の深さがEP/LPMまでの早期食道がんは、内視鏡的切除術が適応となります。浸潤の深さがMM以深の進行食道がんでは、第1選択は食道切除術になります。第2選択として化学放射線療法も有効な治療法です。手術に耐えうる体力がない場合は、化学放射線療法、あるいは放射線療法や化学療法の単独での治療も行われます。

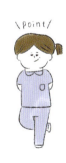

食道がんってどんな疾患？

1. 症状は？

早期がんの状態では、ほとんど自覚症状がありません。がんが進行するにつれて、飲食時に胸の違和感があったり、飲食物がつかえる感じがしたり、さらに進行すると**食事が飲み込めなくなり体重が減少**したりします。また、食道周囲の臓器にまでがんが広がってくると、**胸や背中の痛み**が生じ、さらに反回神経にがんが及ぶと**咳や声のかすれ（嗄声）**などの症状も出てきます。

2. 検査法は？

食道がんを診断する検査には、①**上部消化管内視鏡検査**と②**上部消化管造影検査**（バリウム検査）があります。バリウム検査よりも内視鏡検査のほうが、早期のがんを発見しやすいです。

内視鏡検査では、ルゴール液というヨードの色素で食道を染色します。がんの部位は**ルゴール液で染まらない**という性質を利用して、食道がんをみつけます（図1）。

最近では、**NBI**（narrow band imaging：狭帯域光観察）という、光の波長を変化させ、粘膜の細かな変化を強調させることでがんをみつける技術もできて、早期の食道がんをより発見しやすくなっています（図1）。

また、食道がんと診断された後は、**がんの浸潤の範囲や転移の有無を確認する**ために、超音波内視鏡検査やCT検査、PET検査などを行って、食道がんのステージ（進行度）を評価します。

3. 治療適応は？

深達度がEP/LPMまでの早期がんであれば、**内視鏡的切除術**が適応となります（図2）。さらに深達度が深い場合は、**外科的な食道切除術**が適応になります。また、やや根治度が劣りますが、**化学放射線療法**でも根治をめざすことが可能です。一方、気管や心臓大血管などに浸潤していて、がんの根治切除が困難な場合や、遠隔転移がある場合は、**切除の適応はありません**。患者さんの全身状態に応じて、化学放射線療法もしくは放射線療法を単独で行います。

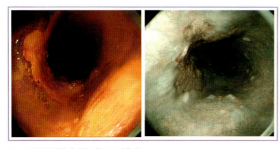

図1 ■ 早期食道がんの検査
左：上部消化管内視鏡検査。ルゴール液という色素を使ってがんをみつける。
右：NBI。波長を変えた光を使って観察し、がんをみつける。

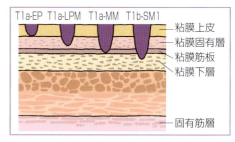

図2 ■ 食道がんの深達度

> **先輩のこっそりPOINT！** 深達度がEP/LPMまでの早期がんであっても、全周に近い病変では、内視鏡的切除術を行った後に狭窄が生じてしまいます。狭窄予防にステロイド薬の局所注射を行ったり、場合によっては、早期がんであっても外科的切除や化学放射線療法を行ったりすることがあります。

食道がんはこう治療する！

治療の流れ

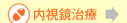 内視鏡治療 ➡ 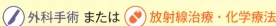 外科手術 または 放射線治療・化学療法

内科　内視鏡的切除術

深達度が浅い食道がん（EP/LPMまで。これは胃がん・大腸がんの内視鏡治療の適応よりも浅い層です）では、**内視鏡的切除術**を行います（図3）。食道粘膜の下に液体を注入して、がんを筋層から浮かせた後、内視鏡から**小さな電気メスを出して、剥離・切除**を行う方法です。

胃での内視鏡治療と比べると、食道では、内視鏡は**ほぼ一方向**（口側→胃側）からしか観察・処置ができないため、内視鏡の操作が難しいことや、**食道壁が薄いために穿孔のリスクが高い**ことなど、難易度が高い治療になります。しかし、外科的切除の侵襲が非常に大きいため、可能であればまず内視鏡的切除術を行うのがよいでしょう。

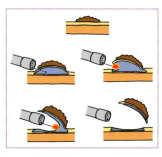

図3 ESD
内視鏡的粘膜下層剥離術（endoscopic submucosal dissection）。

内視鏡的切除術を行った後は、切除標本を病理検査で詳しく調べた結果、治療が終了となる場合と、追加で手術治療や放射線治療が必要になる場合があります。

外科　食道切除術

食道は、がんを含む部分のみを切除し残った食道を引っ張ってつなぎ直す、という手術はできません。頸部食道を除いた胸部から胃までの食道を切除する、**食道亜全摘術**が基本の手術となります（図4）。

胸部の操作では、肺をよけながら大動脈や心臓・気管などで囲まれた食道とリンパ節を切除します。声帯を動かす反回神経の周りにあるリンパ節もしっかり郭清する必要があるので、**反回神経麻痺による嗄声や誤嚥(ごえん)のリスク**があります。

　次に腹部の操作では、胃の血管を一部切離しながら**胃を細長く伸ばして、頸部まで届くように**します。

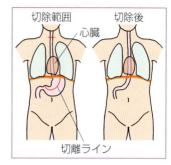

図4■食道がんの切除範囲と切除後の状態

　最後に頸部の操作で、腹部から持ち上げてきた胃と、残っている頸部の食道とを吻合します。頸部まで引っ張り上げた胃は、腹部の血管から栄養されているので、**血流が少なくなりやすく創傷の治癒も悪い**ため、術後の縫合不全もまれではありません。

　つまり食道切除術は、頸部・胸部・腹部と3領域にわたる大きな手術になります。

想定外POINT！　過去に胃切除術を受けている患者さんでは、食道を切除した後、食べ物の通り道を作るための臓器がありません。このような場合は、大腸の半分程度を血管は切らないように切離して、頸部の食道→切離した大腸→十二指腸または小腸、という順番に食べ物が流れるように再建をします。胃による再建に比べると、さらに血流が少なくなりやすいため、顕微鏡下に血管吻合を行うことが必要な場合もあります。

やってみよう！治療後のケア

1 内視鏡的切除術の直後は、出血・穿孔に注意しよう！

　内視鏡的切除術後は、処置後の**出血・穿孔**に注意しましょう。食道が穿孔した場合は**縦隔炎の症状**が出現します。疼痛以外にも、発熱、心拍数の増加、呼吸回数の増加、酸素化の悪化などにも注意しながらケアを行いましょう。また、処置時間が長くなった場合には、微小な**誤嚥に関連する肺炎の合併**にも注意しましょう。

2 内視鏡治療後の外来では、狭窄症状をチェックしよう！

　内視鏡治療後は、治療経過や再発の有無の確認のため定期的に内視鏡検査を予定しますが、検査のタイミング以外でも、切除部位の創傷治癒の経過で**狭窄の症状がないか**など、問診でチェックしましょう。食道の**4分の3周以上を切除**した患者さんでは、狭窄が起こりやすくなります。

3 食道切除術後は、反回神経麻痺に注意しよう！

　声帯を動かす反回神経の周囲のリンパ節を郭清するため、神経を切離していなくても、術中操作の影響で**一時的な麻痺が起こることがあります**。左側の反回神経は、大動脈弓を回って走行していて経路が長いため、右側より左側の声帯麻痺が多く起こります。

　麻痺のサインは嗄声です。術後に嗄声があれば、反回神経麻痺があると考えてよいでしょう。声帯が開いたままで閉まらなくっているために嗄声が起こります。唾液が気管へ流入したり、食べ物を誤嚥しやすくなるので、麻痺のない人よりも注意して術後ケアを行う必要があります。

4 食道切除術後は、肺合併症に注意しよう！

　術中は肺を圧排して胸部操作を行っており、術後に**肺炎**や、重症のものでは **ARDS**（acute respiratory distress syndrome：急性呼吸窮迫症候群）を合併することがあります。また、胃管内容物が逆流したり、反回神経麻痺が合併したりすることで、**誤嚥性肺炎**の可能性も高まります。術後早期から食事が開始になっても油断せずに、**呼吸状態のチェック**は続けましょう。

5 食道切除術後は、縫合不全に注意しよう！

　頸部まで胃を伸ばしてくるため、食道と胃の吻合部には緊張がかかりやすく、血流も少ない状況になっています。そのため、**縫合不全が10％程度の患者さんに起こる**とされています[1]。

　胸骨の後ろを通して胃を挙上している場合（胸骨後再建）は、縫合不全が起こると、**頸部ドレーンの排液が混濁**したり、**頸部の創が発赤・圧痛**を伴ったりするようになります。一方、元々の食道の位置に胃を通している場合（後縦隔再建）は、吻合部が縦隔内にあるため、ドレーン排液の性状変化以外に、**明らかな所見が出にくいことが多いです**。発熱の有無、脈拍・酸素化などのバイタルサインや血液検査結果をこまめにチェックし、縫合不全が疑わしいときには主治医に報告しましょう。CT検査や内視鏡検査、造影検査を考慮します。

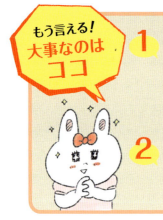

もう言える！大事なのはココ

1. 食道がんの手術は、3領域にわたる大きな手術です。ほかの臓器の手術に比べて、反回神経麻痺、肺合併症、縫合不全など、合併症の発生割合も高いことから、常に何らかの合併症が起きていないかを積極的に拾い上げる心構えで術後ケアをすることが大切です。

2. ナースが常に合併症に注意しておくことで、もし合併症が起こってしまっても、できるだけ早く合併症の治療に移ることができ、患者さんはより早い回復をめざすことができます。

引用・参考文献

1) Takeuchi, H. et al. A risk model for esophagectomy using data of 5354 patients included in a Japanese nationwide web-based database. Ann. Surg. 260 (2), 2014, 259-66.

第4章 | しっておこう!消化器の疾患と治療

3. 胃の良性疾患と治療

 共通

東邦大学医療センター大橋病院 外科 上部消化管グループ 講師　二渡信江
同 シニアレジデント　藤田翔平

まずはイメージ！胆の良性疾患

①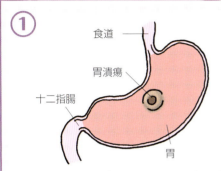

胃潰瘍。上腹部痛が多くみられます。ピロリ菌感染、NSAIDs内服、ストレスなどが原因と考えられています。

②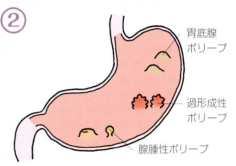

胃ポリープ。症状は特にありません。ピロリ菌感染による萎縮性胃炎を背景に発生するポリープもあります。

③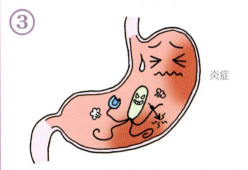

胃炎。急性胃炎と慢性胃炎に分類されます。急性胃炎では上腹部痛がしばしばみられますが、慢性胃炎は無症状のことがあります。

④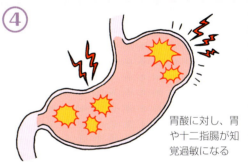

機能性ディスペプシア。胃の痛みやもたれ感がみられます。内視鏡検査では器質的な異常は認めません。

こんな疾患！

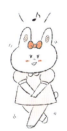

種類◆胃の良性疾患には、胃潰瘍、胃ポリープ、胃炎、機能性ディスペプシアなどがあります。

適応◆胃潰瘍の治療は原因によって異なりますが、出血がみられる場合は、内視鏡的に止血をしたり、血管内カテーテルで血管塞栓術などを行います。
　胃ポリープの治療は種類によって異なりますが、20mm以上の大きいポリープはがん化する可能性があり、内視鏡的ポリープ切除を行います。
　胃炎は原因があれば除外し、内服による内科的治療を行います。
　機能性ディスペプシアは、生活習慣の改善や食事療法、ストレス緩和、内服薬などにより治療します。

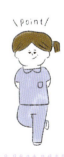

1. 胃潰瘍ってどんな疾患？

1. 症状は？

上腹部痛や腹部膨満感、胸やけ、嘔気、嘔吐などの症状がみられます。上腹部痛は、食事中から食後に痛みを感じる頻度が高いです。出血がみられる場合は、下血（タール便）を認めます。

2. 検査法は？

内視鏡検査で、潰瘍の状態を直接観察できます（図1）。また、粘膜生検により病理組織検査が可能となり、良悪性の鑑別ができます。出血がみられる場合は、内視鏡や血管内カテーテルで止血処置ができます。

X線検査（バリウム検査）でも、潰瘍の部分にバリウムがたまるため診断が可能ですが、**評価は内視鏡検査のほうが優れています**。

図1 ■ 潰瘍の状態
UL-Ⅰ：粘膜の浅い欠損
UL-Ⅱ：粘膜筋板を破って粘膜下層に達したもの
UL-Ⅲ：欠損が固有筋層の一部に及ぶもの
UL-Ⅳ：欠損が固有筋層を貫き漿膜下組織あるいは漿膜に及ぶもの
穿孔：潰瘍が深くなり穴が開いた状態

3. 治療適応は？

胃潰瘍からの出血が認められる場合は、内視鏡的に止血処置をしたり、血管内カテーテルで止血処置をしたりします。止血不成功の場合は手術を行います。

出血がない場合や止血成功例では、内科的治療が原則です。内科的治療には、安静療法、薬物療法、食事療法があります。NSAIDs内服が原因の場合は、NSAIDsの内服を中止します。ヘリコバクターピロリ感染がある場合は、除菌治療を行います。プロトンポンプ阻害薬やヒスタミンH_2受容体拮抗薬の内服で治療することが多いです。

内科的治療で治癒しない難治性潰瘍や、穿孔などがみられる場合は、手術を行います。

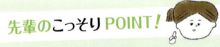

入院後の絶食期間については、絶食の必要性を説明します。食事を開始してからも、退院後の食事指導や、生活習慣の改善の説明をします。きちんと薬を飲むように、服薬指導も必要です。

2. 胃ポリープってどんな疾患？

1. 症状は？

通常は**症状がありません**。

2. 検査法は？

X線検査（バリウム検査）で、透亮像として認められます。内視鏡検査では、**胃底腺ポリープ**は、周囲の粘膜と同様の粘膜性状を持つ半球状の隆起としてみられます。**過形成性ポリープ**は発赤が強く、表面にびらんや白苔を伴うことがあります。**腺腫性ポリープ**は、褪色調の隆起性病変として認められます。悪性を疑う場合は、生検し病理組織診断が可能です。

3. 治療適応は？

- **胃底腺ポリープ**

  ヘリコバクターピロリ感染との関連はなく、悪性化することもないため、**治療は行いません**。

- **過形成性ポリープ**

  ヘリコバクターピロリ感染との関連が深く、**まずは除菌治療を行います**。小さなポリープは経過観察が可能ですが、2cm以上のものはがん化する可能性があり、**内視鏡的切除を行います**。また、出血がみられるポリープも内視鏡的切除を行います。

- **腺腫性ポリープ**

  2cm以上のものはがん化やがんの併存の可能性があり、**内視鏡的切除を検討します**。

> **先輩のこっそりPOINT！**
> 内視鏡治療で入院する患者さんには、クリニカルパスを用いて治療前・治療後の経過を説明しましょう。内視鏡治療後は、絶食の指示を理解できているかどうか確認し、腹痛や下血などがないか、注意深く観察しましょう。また、内服開始後は、指示どおり内服するように指導しましょう。

1. 胃潰瘍はこう治療する！

治療の流れ

難治性潰瘍：内科治療 ➡ 外科治療（➡ 投薬治療）
出血している場合：内視鏡治療 ➡ 外科治療 ➡ 投薬治療

🏥 内科　安静療法、薬物療法、食事療法（図２）

　精神的・肉体的ストレスが軽減するよう、安静を保ち、疲れた体や精神を休めます。薬物療法には、いくつもの種類がありますが、**プロトンポンプ阻害薬（PPI）やヒスタミンH_2受容体拮抗薬、除菌治療が中心となります**。また、防御因子増強薬や粘膜保護薬なども使用されます。食事療法は、消化がよく、胃粘膜を刺激しない食品を摂取します。

　潰瘍から多量に出血している場合は、内視鏡で止血します。血管を焼いて止血する電気焼灼法、レーザー光線を当てて止血する方法、局所に高張食塩水、アルコールを注入して止血する方法、露出血管をクリップで留める方法などがあります（図３）。

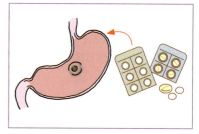

図２■内科治療
内服薬の種類：プロトンポンプ阻害薬、ヒスタミンH_2受容体拮抗薬、防御因子増強薬、粘膜保護薬など。

✏️ 外科　手術

　薬剤の進歩によって、手術をしなければならないほどの難治性潰瘍は、ほとんどなくなりました。

　内科的治療で治癒しない難治性潰瘍や、潰瘍瘢痕（はんこん）による狭窄、大量出血、穿孔などで手術が必要なことがあります。**胃の約３分の２を切除する広範囲胃切除や、迷走神経切離術などを行います**（図４）。穿孔の場合は、大網で穿孔部位を塞ぐ大網充填術などが行われます。

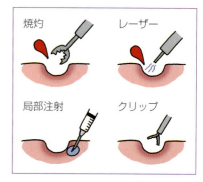

図３■内視鏡による止血法

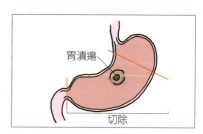

図４■胃の広範囲切除

想定外POINT！ 　内服治療で改善しない難治性の胃潰瘍を認める場合は、Zollinger-Ellison（ゾリンジャー エリソン）症候群という、膵臓または十二指腸に発生するガストリン産生腫瘍の可能性があります。ガストリンの過剰産生により、胃酸分泌が亢進して、胃潰瘍を繰り返す疾患です。

2. 胃ポリープはこう治療する！

治療の流れ

胃底腺ポリープ：経過観察
過形成性ポリープ：💊 除菌治療 ➡ 内視鏡的切除
腺腫性ポリープ：💊 内視鏡的切除

💊 内科　除菌治療、内視鏡的切除

ポリープの種類により治療方針は変わります。

胃底腺ポリープは、治療を行いません。過形成性ポリープは、ヘリコバクターピロリ感染と関連があり、萎縮性胃炎を伴っています。まずは除菌治療を行います。**除菌治療により消退することもあります**。大きさが2cm以上であったり、経過中に増大傾向のもの、がん化が疑われるもの、出血しているものは**内視鏡的切除**（**EMR**［endoscopic mucosal resection：内視鏡的粘膜切除術］、**ESD**［endoscopic submucosal dissection：内視鏡的粘膜下層剥離術］、図5）**を行います**。

腺腫性ポリープは、小さなものは経過観察としますが、大きさが2cm以上であったり、病変内に陥凹を伴うもの、発赤調のものはがん化やがんの併存の可能性があるため、**EMR/ESDを行います**（図6）。

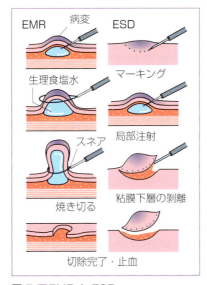

図5 ■ EMRとESD

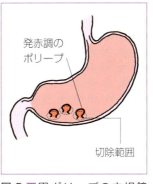

図6 ■ 胃ポリープの内視鏡的切除

想定外 POINT！ 　EMR や ESD は、出血高危険度の内視鏡治療に分類され、抗凝固薬・抗血小板薬の内服の中止が望まれます。内服薬によって、休薬の日数が違ったり、ヘパリン置換が必要になったりするので、入院時に確認が必要です。内服していた場合は、治療を中止することもあります。

1. 胃潰瘍　やってみよう！治療後のケア

1 除菌治療の副作用をチェックしよう！

除菌治療を始めると、**軟便、下痢、味覚異常、アレルギー反応**などの副作用が現れる可能性があります。

2 内視鏡治療後の合併症に注意しよう！

出血性胃潰瘍の場合、内視鏡で止血します。**内視鏡による止血後に再び出血した場合**は、貧血症状や下血を認めます。出血があれば再度、内視鏡または血管内カテーテルで止血処置をします。止血困難なときは、手術を考慮します。

2. 胃ポリープ　やってみよう！治療後のケア

1 術後出血に注意しよう！

内視鏡治療後の出血は、5％程度と報告されています[1]。内視鏡治療後に貧血症状や下血がみられないか、確認が必要です。

2 穿孔の予兆を見逃さないようにしよう！

内視鏡治療後の穿孔は、3〜4％程度と報告されています[1]。内視鏡治療後に腹痛や発熱などが認められないか観察が必要です。穿孔部位が同定できれば内視鏡によるクリッピングで閉鎖できますが、同定できな

内視鏡による止血

い場合やクリッピングで閉鎖できない場合は手術が必要になることもあります。腹部を注意深く観察しましょう。

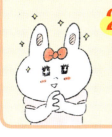

もう言える！大事なのはココ

1. 胃潰瘍から出血がみられる場合は、内視鏡で治療します。治療後の後出血に注意が必要なため、バイタルサインの変化に注意し、下血の有無も観察します。内服治療、食事療法が中心となるため、退院後の服薬および食事指導も重要です。

2. 胃のポリープは、胃底腺ポリープ、過形成性ポリープ、腺腫性ポリープに分類されますが、治療の適応になるのは過形成性ポリープと腺腫性ポリープです。内視鏡治療が中心となり、合併症は出血や穿孔があります。治療後の腹部所見、貧血症状、下血などに注意して観察しましょう。

引用・参考文献

1) 小野裕之ほか. 胃癌に対する ESD/EMR ガイドライン. 日本消化器内視鏡学会雑誌. 56（2），2014, 310-23.
2) 和田則仁ほか. "消化管の疾患：胃・十二指腸の疾患". ナースの外科学. 改訂 7 版. 磯野可一編. 東京, 中外医学社, 2017, 376-95.
3) 棚橋利行ほか. 胃. 消化器外科 NURSING. 22（5），2017, 382-91.
4) 日本消化器病学会編. 消化性潰瘍診療ガイドライン2015. 改訂第 2 版. 東京, 南江堂, 2015, 214p.
5) 西原美和子. "胃・十二指腸潰瘍". 消化器看護ケアマニュアル. 渡邊五朗ほか編. 東京, 中山書店, 2014, 35-42.
6) 棚橋利行ほか. 胃ポリープ. 消化器外科 NURSING. 23（2），2018, 154-6.
7) 和田浩典ほか. 胃癌の内視鏡治療. 臨牀と研究. 94（12），2017, 1493-8.

第4章 | しっておこう!消化器の疾患と治療

4. 胃の悪性疾患と治療

 共通

東邦大学医療センター大橋病院 外科 上部消化管グループ 講師　二渡信江
同 シニアレジデント　藤田翔平

まずはイメージ！胃の悪性疾患

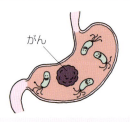

胃がん。症状は、心窩部痛、不快感、胸やけなどがあります。原因は食事、喫煙などの生活習慣や、ピロリ菌の持続感染などがあります。

胃悪性リンパ腫。症状は腹痛が多いです。原因は不明ですが、感染症や炎症などが関係していると考えられています。

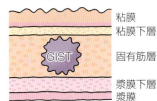

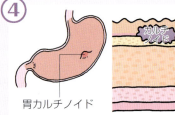

胃GIST。無症状が多いです。腫瘍から出血すると貧血、腹痛などがみられます。カハール介在細胞から発生すると考えられています。

胃カルチノイド。無症状が多いです。神経内分泌細胞に発生する腫瘍が原因です。

こんな疾患！

種類◆胃の悪性腫瘍はほとんどが胃がんですが、胃がん以外の悪性腫瘍として、胃悪性リンパ腫、胃GIST、胃カルチノイド、平滑筋肉腫などがあります。

適応◆胃がんの治療は、進行度に基づいて決まります。内視鏡治療、手術、化学療法が中心となります。内視鏡治療は、深達度、組織型、大きさによって適応が決まります。手術は、進行度や部位によって切除範囲や方法を決定します。化学療法は、切除不能・再発進行胃がんに対して行われる化学療法と、術後補助化学療法があります。胃悪性リンパ腫は、組織型によって治療方法が変わり、除菌治療、放射線治療、化学療法、手術などがあります。胃GISTは、手術、化学療法で治療します。胃カルチノイドや平滑筋肉腫は、手術が中心となります。

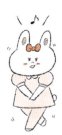

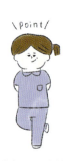

胃がんってどんな疾患?

1. 症状は?

早期の場合は、**症状はほとんどありません**。また、進行しても症状がない場合があります。代表的な症状は、心窩部痛、不快感、胸やけ、嘔気、食欲不振などです。進行して出血が生じると、吐血や下血(黒色便)、貧血がみられたり、狭窄すると嘔吐や体重減少がみられます。

2. 検査法は?

以下の流れで検査を進めます。

① **内視鏡検査**で胃の内部を観察し、がんの形態、広がりや深達度を調べます。また、組織の生検を行い、**病理組織検査**で確定診断します。

② **X線検査**(バリウム検査)で、がんの進展や深達度を調べます。胃の全体像の把握も行います。

③ **CT検査**で、リンパ節転移、肝転移、腹膜播種、腹水、隣接臓器への直接浸潤などを検索します。

④ **超音波検査**で、肝転移、腹水、隣接臓器への直接浸潤などを検索します。また、胆石や多臓器病変についても確認します。

⑤ **超音波内視鏡検査**では、がんの深達度を調べます。

3. 治療適応は?

治療は、内視鏡治療、手術、化学療法が中心となります。胃がんの標準治療（図1）は、『胃癌治療ガイドライン』に記載されています。内視鏡治療の適応の原則は、**リンパ節転移の可能性がきわめて低く、腫瘍が一括切除できる大きさと部位にあること**です。大きさにより内視鏡的粘膜切除術（endoscopic mucosal resection；EMR）、内視鏡的粘膜下層剝離術（endoscopic submucosal dissection；ESD）が選択されます。絶対的適応は、分化型の粘膜内がん、潰瘍なしと判断される病変で、潰瘍がある場合は3cm以下の分化型の粘膜内がんです。適応拡大病変としては、2cm以下の粘膜内がん、未分化型、潰瘍なしの病変が挙げられます。

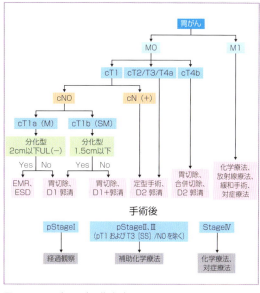

図1 ■ 胃がんの標準治療

内視鏡治療の適応を外れた病変は、手術となります。定型手術では、胃の3分の2以上切除とD2リンパ節郭清を行います。切除範囲により、幽門側胃切除術や胃全摘が行われます。

進行度に応じて切除範囲やリンパ節郭清範囲を変えて行う非定型手術には、縮小手術と拡大手術

があります。縮小手術には、噴門側胃切除術や幽門輪温存胃切除術などがあり、リンパ節郭清は D1 もしくは D1 ＋郭清となります。拡大手術としては、他臓器合併切除を加える拡大合併切除手術と、D2 を超えるリンパ節郭清を行う拡大郭清手術があります。胃切除後は再建をします。

　化学療法は、**切除不能進行・再発症例、あるいは非治癒切除症例で全身状態が良好、腫瘍臓器機能が保たれている場合**が適応になります。また、治癒切除後に再発予防目的で術後補助化学療法を行う場合もあります。

> **先輩のこっそりPOINT！**　医師から説明を受け、患者さんは不安な気持ちで入院します。看護師は、患者さんが精神的、身体的、社会的側面などでどういった思いを抱いているか、患者さんの話を傾聴しましょう。手術に対する心配や不安は、クリニカルパスなどを用いて治療や経過の流れを説明し、取り除くようにしましょう。

胃がんはこう治療する！

治療の流れ

胃がんのステージにより、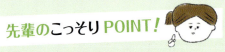 内視鏡治療 or 手術 or 化学療法

内科　内視鏡治療

　EMR は、粘膜下に生理食塩水を注入し、鋼線のスネアをかけ、高周波により焼灼切除します（図2）。ESD は、高周波ナイフで病巣周囲の粘膜を切開し、さらに粘膜下層を剥離して切除します（図3）。

内科　化学療法

　切除不能進行・再発胃がん、あるいは非治癒切除症例で全身状態が比較的良好、腫瘍臓器機能が保たれている症例は、化学療法の適応となります。

外科　胃切除術（図4）

　定型手術では、幽門側胃切除術もしくは胃全摘術と D2 リンパ節郭清が行われます。術前病期に合わせて、縮小手術（噴門側胃切除術や幽門輪温存胃切除術など）を選択したり、リンパ節郭清も D1、D1 ＋郭清などを選択します。

　胃切除後は再建が行われます。幽門側胃切除術では、ビルロートⅠ法、ビルロートⅡ法、ルーワ

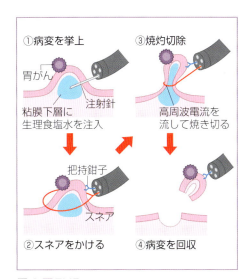

図2 ■EMR　　図3 ■ESD

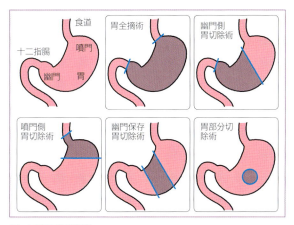

図4 ■胃切除術

イ再建が行われます。胃全摘では、ルーワイ法、空腸間置法、ダブルトラクト法などが行われます。噴門側胃切除術では、食道残胃吻合、空腸間置法、ダブルトラクト法などが行われます。幽門輪温存胃切除術では、胃胃吻合法が行われます。

　手術方法では、低侵襲な腹腔鏡手術も行われています。現在では、Stage Ⅰ症例の幽門側胃切除術が適応とされています。**腹腔鏡手術のメリットは、術後の回復が早く、創が小さいため整容性に優れていることです**。しかし、手術難度は高いため、各施設において習熟度に応じた適応基準を設けるべきであるとされています。また、患者さんに対して長期成績の不確実性を含めて十分な説明を行うことが望まれています。

さらに、2018年4月に**手術支援ロボットを用いた胃がん手術**が保険適用となりました。より精度の高い手術が可能になるとされ、今後、発展していくと考えられています。しかし、感覚の欠如やロボット動作の不具合などの問題点もあります。さらに、精密機械であるため本体価格は高額で、機器維持費用も多額です。導入できる施設が限られるという側面から、広く普及するかどうかはまだわかっていません。

想定外POINT！

　高齢者の場合、臓器機能、創傷治癒能、感染防御能が低下していたり、さまざまな基礎疾患を有していることが多いです。術後肺炎は発生頻度が高く、重症化した場合は致命的になるとされています。そのため、高齢で進行胃がんの患者さんには、手術治療ではなくステント治療や姑息的なバイパス術などの、侵襲が少ない治療を選択することもあります。

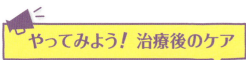
やってみよう！治療後のケア

1 縫合不全に注意しよう！

　吻合部・縫合部で消化管の癒合がうまく起こらず、消化液が腹腔内に漏れることを縫合不全といいます。**術後3～7日で生じることが多く、ドレーン排液の混濁や異臭などがみられます**。ドレーン排液の性状をよく観察し、発熱、腹痛、腹部膨満などの症状に注意しましょう。禁飲食やドレナージで治癒することが多いです。

2 膵液漏に注意しよう！

　胃がんの手術では、膵上縁のリンパ節を郭清するため、膵の損傷や血行障害により膵液漏を生じるリスクが高いです。膵液は強い消化作用があるため、膵液が腹腔内に漏出すると、吻合部や血管壁などの周囲組織を溶かし、縫合不全や腹腔内出血をきたすことがあります。

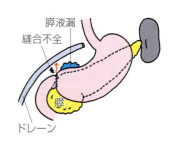

　膵液漏ではドレーン排液のアミラーゼ値が高値を示すほか、粘稠度の高い乳白色の排液を認めるので、ドレーン排液の観察が重要です。

3 吻合部狭窄に注意しよう！

吻合部の治癒過程で、狭窄をきたす場合があります。つかえ感、食欲低下、嘔吐などの症状がみられます。内視鏡的バルーン拡張術で吻合部を拡張すると、軽快することが多いです。

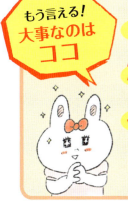

もう言える！大事なのはココ

1. 胃がんの治療は、進行度に基づいて決まります。内視鏡治療、手術、化学療法が中心となります。
2. 内視鏡治療では、治療後の出血や穿孔のリスクに注意した看護が必要になります。
3. 手術では、術式の理解と、術後合併症（縫合不全、膵液漏、肺炎など）の有無の観察が重要です。

引用・参考文献

1) 和田則仁ほか. "消化管の疾患：胃・十二指腸の疾患". ナースの外科学. 改訂7版. 磯野可一編. 東京, 中外医学社, 2017, 376-95.
2) 日本胃癌学会編. 胃癌治療ガイドライン医師用. 第5版. 東京, 金原出版, 2018, 108p.
3) 棚橋利行ほか. 胃がん. 消化器外科NURSING. 23 (1), 2018, 64-6.
4) 江利山衣子ほか. "胃がん". 消化器看護ケアマニュアル. 渡邊五朗ほか編. 東京, 中山書店, 2014, 43-52.
5) 日本胃癌学会編. 胃がん治療ガイドラインの解説（一般用）2004年12月改訂. 第2版. 東京, 金原出版, 2004, 82p.

第4章 | しっておこう!消化器の疾患と治療

5. 大腸の良性疾患と治療

 共通

国立研究開発法人国立がん研究センター中央病院 大腸外科 医長　志田 大
同 科長　金光幸秀

まずはイメージ！　大腸の良性疾患

①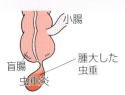
急性虫垂炎。炎症で虫垂が腫大します。一般に"モウチョー"と呼ばれ、急性腹症として最も頻度が高く、緊急手術が行われます。

②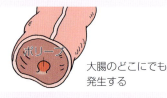
大腸ポリープ。組織学的に、腺腫、炎症性ポリープ、過形成性ポリープなど、さまざまな種類があります。内視鏡で切除します。

③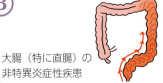
潰瘍性大腸炎。直腸から連続する大腸粘膜の炎症です。薬による治療が基本ですが、重症例では手術が必要です。

④
腸閉塞（イレウス）。癒着など、何らかの原因による腸管内容物の通過障害によって起こります。絞扼性腸閉塞では緊急手術が必要になります。

こんな疾患！

種類◆大腸の良性疾患には、急性虫垂炎、大腸ポリープ、腸炎（感染性腸炎、炎症性腸疾患［潰瘍性大腸炎、クローン病、虚血性大腸炎］）、腸閉塞などがあります。

適応◆大多数の感染性腸炎は、脱水の予防・治療が主体となります。下痢は病原体や毒素を体外に排出する一種の生体防御反応であるので、発病初期から止痢薬を使うことは好ましくありません。潰瘍性大腸炎やクローン病に対しては、薬物療法や食事療法を行います。また、腸閉塞では、胃管やイレウス管を経鼻的に挿入し、腸管内の減圧を図ります。高齢者や心疾患・動脈硬化などの基礎疾患を有する患者さんに好発する虚血性大腸炎は、通常は保存的療法で軽快します。

内視鏡的に摘除するのは、大腸ポリープです。摘除したポリープは、病理検査により、腺腫、炎症性ポリープ、過形成性ポリープなどの診断がつきます。急性虫垂炎や絞扼性腸閉塞に対しては、通常、緊急手術が行われます。また、潰瘍性大腸炎やクローン病の重症例、腸閉塞の難治例に対しても、手術が行われます。

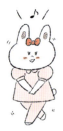
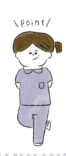

1. 急性虫垂炎ってどんな疾患？

1. 症状は？

典型例では、患者さんは右下腹部に手を添えながら前かがみの姿勢で診察室に入室してきます（患者さんは痛いところに自然に手を持っていき、その部位の緊張を緩和すべく前かがみの姿勢になっていることが多いです）。そして**「初めは心窩部に痛みを感じ、その数時間〜半日後に痛みが右下腹部に移動する」**という腹痛を訴えます。

痛みの強さは、歩行可能な軽度なものから強く激烈なものまで、個人差があります。多くの場合、**38℃前後の中程度の発熱が生じます**。また、腹痛出現後に少量、嘔吐することがあります。通常は食欲不振になります。

2. 検査法は？

虫垂の炎症の程度を把握するため、採血（白血球やCRPで炎症の程度をチェックします）やX線撮影（高度な炎症で麻痺性腸閉塞を起こしていないかを確認します）が行われます。

また、腹部超音波検査やCT検査で、虫垂腫大や膿瘍形成の有無、糞石の存在などを検査します。一般的な正常虫垂が径6mm前後で長さ6〜8cmであるのに対し、**急性虫垂炎では虫垂は腫大し、壁が厚くなっています**（図1）。

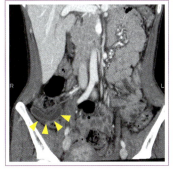

図1 ■ 腹部CT造影検査（冠状断［前額断］）
腫大した虫垂（▲）。

3. 治療適応は？

緊急手術によって、**炎症を起こして腫大した虫垂を切除します**。炎症した虫垂が穿孔し、腹膜炎や腹腔内膿瘍を合併している場合には、ドレナージも行います。近年は開腹手術に加え、腹腔鏡下手術が行われることもあります。

なお、症状が軽いときには抗菌薬で保存的に治療することもあります。最近では、膿瘍形成など高度炎症を伴った虫垂炎に対して、抗菌薬投与と膿瘍穿刺などでいったん炎症を沈静化させた後に虫垂切除術を行う interval appendectomy も行うことがあります。

先輩のこっそりPOINT！

子どもから高齢者まで、誰もが罹患する可能性があるのが虫垂炎です。その人の人生で初めての入院が「虫垂炎の治療」であることも多いです。症状が出てから来院し、数時間以内に緊急手術が行われることが多いため、患者さんや家族は急な展開に戸惑っています。そんなときだからこそ、患者さんや家族と接するときには、特に落ち着いて対応することが大切です。

2. 大腸ポリープってどんな疾患？

1. 症状は？

大腸ポリープは、**多くの場合、無症状です**。検診などの便潜血反応が陽性で、その精査として発見されることが多いです。**ポリープが大きくなると、下血がみられることがあります**。まれに、ポリープを先進部として腸重積をきたすことがあります。

2. 検査法は？

大腸内視鏡（下部消化管内視鏡）検査を行います（図2）。大腸内視鏡検査は、大腸ポリープやがん、炎症性腸疾患に対して、最も精度の高い検査法であると考えられています。病気の診断だけでなく、腫瘍かどうかの判別や治療法決定のための生検・病理検査、および治療まで可能です。

検査は、肛門から内視鏡スコープを挿入して、大腸全体を詳細に調べます。下剤（腸管洗浄液）による前処置が必要です。まず肛門からいちばん奥の盲腸まで挿入し、スコープを抜きながら病変の有無を観察していきます。ポリープを認めた場合、内視鏡を用いて切除します。**病変の大きさや形にもよりますが、その場で切除することも多いです**。ポリープが大きい場合には、日を改めて、入院して内視鏡治療を行います。

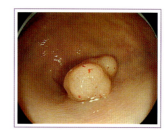

図2 ■ 大腸内視鏡検査

3. 治療適応は？

内視鏡的に摘除します。その治療方法には、ポリペクトミー、内視鏡的粘膜切除術（EMR）、内視鏡的粘膜下層剝離術（ESD）があり、ポリープの形や大きさに応じて使い分けます。

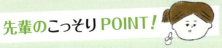

内視鏡的摘除は、大腸の内側からポリープを切除するため、体に対する負担が少ない治療です。一口に内視鏡的摘除といっても、治療方法には、ポリペクトミー、EMR、ESDの3種があります。病変の形態や大きさによって、どの治療を行うかが決められます。

1. 急性虫垂炎はこう治療する！

治療の流れ

救急外来で急性虫垂炎の診断 ➡ 緊急手術

　急性虫垂炎の治療の原則は、早期診断・早期治療です。**急性虫垂炎は救急疾患であり、通常は緊急手術を行います**。

　手術では、炎症を起こして腫大した虫垂を、その根部で切除し、摘出します（図3）。虫垂が穿孔して腹膜炎を呈する場合（穿孔性虫垂炎）には、膿を取り除いて、必要に応じて腹腔内を洗浄し、ドレーンを挿入します。

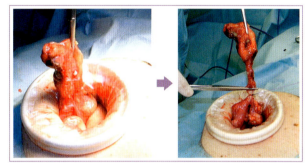

図3 ■ 虫垂炎の手術
左：炎症で肥厚した虫垂間膜をペアンで把持（はじ）し、虫垂を創外に引き出す。／右：虫垂の根部を結紮（けっさつ）する。その後、メスで虫垂を切離し、標本を摘出する。

🔪外科　開腹手術

　症状が重篤な場合や小児の場合には全身麻酔が選択されますが、通常は腰椎麻酔で手術を行います。手術では、虫垂が存在する右下腹部を切開します。一般に、**虫垂炎の炎症が高度であれば、十分な視野を得るために創は長くなります**。

🔪外科　腹腔鏡下手術

　必ず全身麻酔で行います。開腹手術と比べて、多くの人員や手術機器を必要としますが、腹腔内を広く観察でき、必要に応じて十分な腹腔内洗浄が可能であるという利点があります。

> **想定外POINT！**
>
> 　虫垂炎の症状や所見はバラエティーに富みます。誤診も含め、急性虫垂炎に対する苦い経験を持たない医者は、まずいません。「外科はアッペ（虫垂炎）に始まり、アッペに終わる」という先輩外科医たちの教訓は、初歩的な疾患であっても決して侮ってはならない本疾患に対する本質的な戒めです。
>
> 　穿孔性虫垂炎では、創が思いのほか大きくなったり、ドレーンが挿入されたり、入院期間が長期に及んだりしますが、しっかりと患者さんの回復をサポートしていきましょう。

2. 大腸ポリープはこう治療する！

治療の流れ

内視鏡的に病変の診断（形態、大きさ、良性か悪性か） ➡ 内視鏡的摘除

内科　内視鏡的摘除：ポリペクトミー

大腸ポリープの下にスネアをかけて切除します。大きさは10mm未満の良性ポリープがよい適応です。

内科　内視鏡的摘除：EMR（図4）

大腸ポリープの下の粘膜下層に生理食塩水などを注入することでポリープを持ち上げ、その下にスネアをかけて切除します。

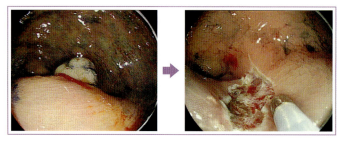

図4 ■EMR
左：大腸ポリープの下の粘膜下層に生理食塩水などを注入することでポリープを持ち上げる。／右：その下にスネアをかけて、切除する（写真は切除後）。

内科　内視鏡的摘除：ESD

大腸ポリープの下の粘膜下層にヒアルロン酸ナトリウム溶液などを注入することでポリープを挙上し、専用のナイフ状の電気メスで、まわりの粘膜をぐるりと切り、めくって剥がすようにしてポリープを一括切除します。主に、EMRで一括切除できない大きな腫瘍、特に早期がんが適応です。

> **想定外POINT！** 内視鏡的に摘除したポリープががん（T1粘膜下層高度浸潤）であった場合、その後、追加で外科手術（郭清を伴う腸切除）が必要となる場合があります。ESDでは、EMRと比較して出血や穿孔などのリスクが少し高くなります。

1. 急性虫垂炎　やってみよう！治療後のケア

1 創感染の症状をチェックしよう！

急性虫垂炎の手術では、**すでにお腹の中が細菌で汚染されているため、創が化膿することがあります**。術後すぐにわかることもありますが、1週間くらいしてから炎症を起こし、赤くなって膿が出てくることもあります。

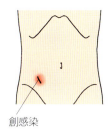

創感染

2 遺残膿瘍に注意しよう！

穿孔を伴う虫垂炎など、**炎症がひどい場合の術後に起こりやすい合併症です**。ドレーンを入れても、ドレーンのない部分の炎症が再燃し、膿がたまって発熱などの原因になることがあります。通常は抗菌薬の使用により治りますが、ドレーンの位置を変更したり、ときには再手術でドレーンを入れ直したりする必要が生じる場合もあります。

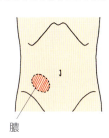

膿

3 腸閉塞の発症の可能性について指導しよう！

手術の後に、**腸どうし、あるいは腸と創部や大網などが癒着することにより起こる合併症です**。腸閉塞は術後数日から起こり得ます。術後、数年経てから発症することもあります。

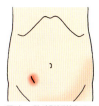

嘔吐、腹部膨満あり。
排ガス、排便なし

4 定期的にバイタルサインをチェックしよう！

定期的にバイタルチェック（体温・脈拍・血圧）を行いましょう。術後は一時的に腸管運動が麻痺しますが、**排ガスは、その腸管麻痺が回復した証です**。ドレーンが挿入されている場合には、排液の量や性状を確認していきましょう。

2. 大腸ポリープ　やってみよう！治療後のケア

検査後に腹部の張りや軽い腹痛などが残ることがありますが、通常は数日以内に消失します。原則として、治療後1週間は、旅行やスポーツ、飲酒を控えてもらいます。

1 出血の状態をチェックしよう！

出血は、切除直後の出血と、数時間経過してから発生する後出血の2つに分類されます。**問題となるのは後出血です**。その頻度は、切除した大きさと病変の形態により異なります。ポリペクトミーの対象となるような茎を有する病変では、比較的その頻度は高く、おおよそ2％と報告されています。一方、茎を有さない病変におけるEMRやESDの後出血の頻度は、おおよそ1％とされています。

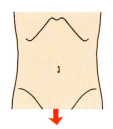

下血、血便

大腸内視鏡治療後に大量に下血する場合には、緊急に内視鏡検査を行って止血する必要があります。下血の有無やバイタルサインに注意しましょう。特に、心疾患や脳血管障害で抗凝固療法を行っている患者さんには要注意です。

2 穿孔による腹膜炎に注意しよう！

EMRやESDでは、**大腸の壁に穴が開く穿孔のリスクが数％あります**。治療直後でなくとも、1週間ほど経ってから穿孔する場合があります。穿孔による腹膜炎に対しては、緊急手術で治療します。

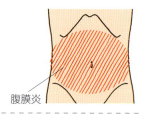

腹膜炎

3 前処置（下剤内服）に伴う腸閉塞にも注意！

まれに、**下剤の内服で腸閉塞を起こす場合があります**。下剤を内服している最中に腹痛が出現した場合には、すぐに内服を中止しましょう。

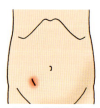

嘔吐、腹部膨満。排ガスなし

> **もう言える！大事なのはココ**

1 急性虫垂炎に対しては緊急手術を行うことが多く、急いで手術準備をする必要があります。そのため、普段からのイメージトレーニングが大切です。

2 急性虫垂炎は、"モウチョー"と伝えると患者さんは軽く捉えることが多いため、正しく医学用語（「急性虫垂炎」「腹膜炎」）を使用して病態を伝え、看護していくことが重要です。

3 大腸ポリープ切除後は、数日経過してから下血や腹痛が起こる可能性があります。食事に注意し、下血や腹痛があったらすぐに連絡するように伝えます。

4 原則として治療後1週間は、旅行やスポーツ、飲酒を控えるよう、繰り返し指導します。

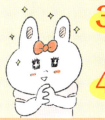

第4章 | しっておこう!消化器の疾患と治療

6. 大腸の悪性疾患と治療

国立研究開発法人国立がん研究センター中央病院 大腸外科 医長　志田 大
同 科長　金光幸秀

まずはイメージ！大腸の悪性疾患

①
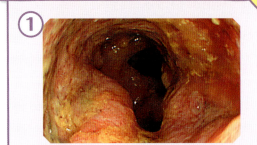
大腸がん（結腸がん・直腸がん）。大腸の悪性腫瘍の大半を占めます。さまざまながんの種類があるなかで、現在、日本人で最も罹患数が多いです。

②
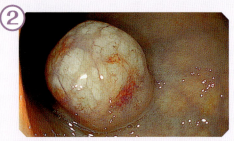
大腸神経内分泌腫瘍（NET）。かつてカルチノイドと称されていた疾患です。がんに比べて黄色で、直腸と虫垂に発生することが多い悪性腫瘍です。

③
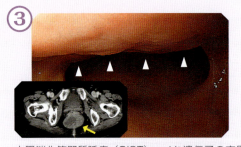
大腸消化管間質腫瘍（GIST）。*c-kit* 遺伝子の変異を主な原因とする粘膜下腫瘍です。ほとんどが、大腸のなかでも直腸に発生します。

④
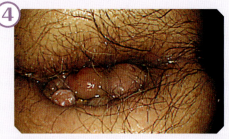
肛門管がん。肛門管に発生するがんです。組織型として、腺がんと扁平上皮がんがあります。欧米では扁平上皮がんが多いのに対し、日本では大半が腺がんです。

こんな疾患！

種類◆大腸の悪性疾患には、大腸がん、大腸NET、大腸GIST、肛門管がん、大腸悪性リンパ腫などがあります。

適応◆大腸がんの治療は進行度によって異なります（後述）。
　大腸NETの治療は、大腸がんと同様です。
　大腸GISTの治療は、手術により腸管を切除します（がんやNETと異なり、系統的なリンパ節郭清は行いません）。術後（ときに術前も）はイマチニブ（グリベック®）という内服薬の効果が期待できます。
　肛門管がんは、組織型によって治療法が異なります。腺がんに対しては、ほかの大腸悪性疾患と同様に手術が行われます。一方、扁平上皮がんに対しては放射線化学療法で治療します。

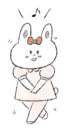
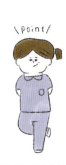

大腸がんってどんな疾患？

1. 症状は？

早期の段階では、自覚症状はほとんどありません。進行するにつれ、①**腹部症状**：腹部膨満感、腹痛、しこりが触れる、②**排便に関する症状**：血便、下血、下痢と便秘を繰り返す、便が細くなる、便が残る感じ、③**全身の症状**：貧血、体重減少などが出現してきます。

さらに進行すると腸閉塞となり、便が出なくなり、腹痛、嘔吐などの症状が出ます。左側大腸がんに比べると、右側大腸がんは症状が少ない傾向にあります。

2. 検査法は？

がん検診のなかでも、便潜血検査は、特にその有効性が認められています。大腸内視鏡検査を行い、病変が見つかった場合には生検を行って、病理検査でがんかどうかの判定をします。

がんであれば、その部位や広がりを調べるために、注腸検査やCT検査、MRI検査などを行います。近年は、注腸検査に代わってCTコロノグラフィー検査（図1）が行われることもあります。

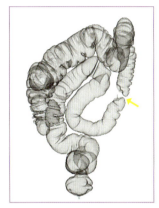

図1 ■ CTコロノグラフィー検査（➡：がん）

3. 治療適応は？

大腸がんの治療法には、内視鏡的治療、手術療法、化学療法、放射線療法などがあり、これらを**単独、あるいは必要に応じて複数組み合わせて治療します**。

がんの進行度によって、標準治療が決まっています。早期がんの一部（粘膜内がんおよびT1軽度浸潤がん）では、内視鏡的に摘除します。T1高度浸潤の早期がんや進行がんでは、リンパ節郭清を伴う腸管切除手術を行います。また、切除不能進行大腸がんに対しては、主に化学療法で治療します。

先輩のこっそりPOINT！　進行がんと聞くと、患者さんや家族は「治らないもの」と思いがちですが、進行がんであっても、適切な治療で治癒が期待できる可能性が高いのが大腸がんの特徴です。患者さんや家族は、がんと診断されてから手術までの数週間、不安や恐怖心でいっぱいなので、落ち着いて話すことを心がけましょう。

大腸がんはこう治療する！

治療の流れ
- 手術 ➡ 経過観察
- 手術 ➡ 術後補助化学療法 ➡ 経過観察

内科　術後補助化学療法

術後補助化学療法は、一般的に、根治切除が行われたステージⅢ大腸がんの患者さんに対して、3〜6カ月行われます。

手術方法には、開腹手術と腹腔鏡下手術があります。

外科　開腹手術

①腹部を大きく切って、目で直接見ながら、医師の手で手術します。②がんから距離をとって腸管を切除し、近くのリンパ節とともに一塊として摘出します。③腸を切除した後、腸管を吻合します。**がんが周囲臓器にまで浸潤しているときは、可能であれば、それらの臓器も一緒に切除します。肛門に近い直腸がんの場合は、ストーマを造設することがあります**。

外科　腹腔鏡下手術（図2）

①炭酸ガスで腹部を膨らませます。②お腹の中に「腹腔鏡」という専用のカメラを挿入し、テレビ画面でお腹の中を見ながら、数カ所の小さな創から細長い器具を入れて手術を行います。③開腹手術と同様に、がんから距離をとって腸管を切除し、近くのリンパ節とともに一塊として摘出します。

腹腔鏡下手術は、創が小さい、出血量が少ないなどの利点がある一方、手術時間は長くなります。直腸がんに対しては、ロボット手術（ロボット支援腹腔鏡下手術、図3）も行われます。

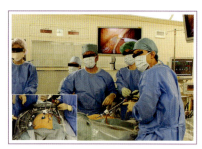

図2 ■ 腹腔鏡下手術

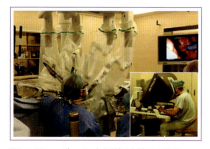

図3 ■ ロボット支援腹腔鏡下手術

想定外POINT！ 　画像診断は、腹膜播種の有無や他臓器浸潤に関しては限界があり、どれだけ術前に検査を行っても、手術を開始して初めてわかる所見があります。高度の腹膜播種などでは、がんを切除するメリットはないとされており、そのような場合には、術中にストーマ造設などの別の術式に変更される場合があります。

やってみよう！ 治療後のケア

1 出血していないか、ドレーン排液をチェックしよう！

　術中は止血されていても、血圧を低めに維持している術中の状態から覚醒した後の血圧上昇で、再度出血が起こることがあります。**術直後に淡血性であったドレーン排液が血性に変化し、排液量が増加する場合**には、術後腹腔内出血を疑います。

　多量の出血は、緊急事態です。特に、術後すぐ～24時間に腹腔内出血を疑う所見があれば、緊急ドクターコールです。

2 縫合不全に注意しよう！

　縫合不全は、消化管吻合部の縫合が血流障害やテンション（物理的な緊張）などのために、一部破綻をきたす状態です。腹腔内に腸液や便汁などの消化管内容が漏れるので、汎発性腹膜炎や腹腔内膿瘍を起こします。

　縫合不全は、術後2～5日目までが山場です。**術後数日経ってからドレーン排液が混濁したり、消化管内容物の混入がみられた**ら、縫合不全を疑わなくてはなりません。特に、**排液が緑色～茶褐色になり便臭がするとき**には縫合不全であり、腹痛や発熱の有無、血圧の低下や頻脈などのバイタルサインの変化もチェックが必要です。

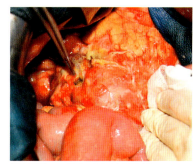

縫合不全。ペアンの先は穿孔部。

3 腸閉塞の症状に注意しよう！

術後は**数日間、麻痺性腸閉塞の状態になっています**。また、術後しばらく経過してから腸どうし、あるいは腸と創部が癒着することによっても起こります。

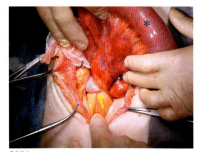

絞扼性腸閉塞。癒着によりバンドが形成され、腸にいく血管を締め付けたことで腸が暗赤色に変化している。
➡：バンド形成部　＊：暗赤色に変化した腸

4 術後は早期離床を促そう！

術後は早期離床が推奨されています。「手術の後はしばらく安静にしていないと傷がふさがらない」と間違った考えかたをする患者さんが多くいます。離床は創傷治癒に悪影響を及ぼさないこと、合併症予防のために早期離床が重要であることをきちんと説明し、理解してもらったうえで、**術翌日から早期離床を促しましょう**。

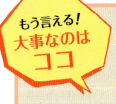

もう言える！
大事なのは
ココ

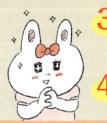

1 進行がんであっても、適切な治療で治癒が期待できる可能性が高いのが大腸がんの特徴です。

2 大腸がんの手術方法には、開腹手術と腹腔鏡下手術があります。直腸がんに対しては、ロボット手術も行われます。

3 大腸がん手術の主な合併症は、出血、縫合不全、腸閉塞です。出血は、緊急事態です。特に、術後すぐ〜24時間に腹腔内出血を疑う所見があれば、緊急ドクターコールしましょう！

4 術後は早期離床が重要です。患者さんに必要性を説明し、術翌日から離床を促しましょう。

第4章｜しっておこう!消化器の疾患と治療

7. 肝臓の良性疾患と治療

 共通

東邦大学医療センター大森病院 消化器内科 准教授　永井英成

まずはイメージ！ 肝臓の良性疾患

①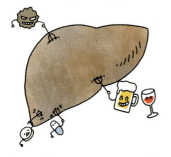

急性肝炎。肝臓に急性に生じる炎症性疾患です。原因としてはウイルス、アルコール、自己免疫、薬物などがあります。

②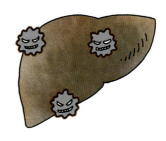

慢性肝炎。6カ月以上にわたって持続する肝臓の炎症です。原因としてはB型またはC型肝炎ウイルスが多く認められます。

③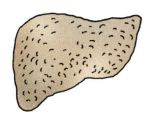

肝硬変・肝不全。諸種の原因で起こった進行性・慢性肝障害の終末像です。

④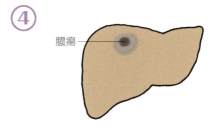

膿瘍

肝膿瘍。細菌、真菌や原虫などの病原体が肝臓に感染し、肝臓内に膿瘍が形成されます。化膿性肝膿瘍とアメーバ性肝膿瘍に分けられます。

こんな疾患！

種類◆肝臓の良性疾患には、A・B・C・D・E型肝炎、EBウイルス肝炎、サイトメガロウイルス肝炎、アルコール性肝炎、非アルコール性脂肪性肝疾患、非アルコール性脂肪性肝炎、薬物性肝障害、自己免疫性肝炎、原発性胆汁性胆管炎、ヘモクロマトーシス、ウィルソン病、肝アミロイドーシス、肝硬変、肝嚢胞、肝膿瘍、肝感染症などがあります。

適応◆肝硬変とは、慢性ウイルス性肝炎を主とする慢性肝障害の終末像であり、肝細胞が線維組織に置換されて硬くなった状態です。肝硬変の病態を治癒させることは不可能であり、合併症の治療が中心となります。代表的な合併症には黄疸、腹水貯留、肝性脳症があり、肝性脳症の予防に加えて低アルブミン血症の改善のために、分岐鎖アミノ酸を主とする経口アミノ酸製剤を投与します。また、腹水に対しては、抗アルドステロン薬とフロセミドを、難治性腹水に対してはトルバプタンの投与を行います。

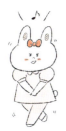
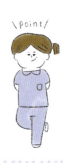

肝硬変ってどんな疾患?

1. 症状は?

肝硬変は原因によってさまざまな種類があります（図1）。肝硬変には代償期と非代償期があり、代償期は自覚症状があまりありません。進行するにしたがって非代償期となり、**全身倦怠感、易疲労感、食欲不振、腹部膨満などの自覚症状が出現します。**

他覚所見は、**①黄疸、②肝性脳症、③腹水、④胸水、⑤肝脾腫、⑥下肢浮腫、⑦手掌紅斑、⑧くも状血管腫、⑨女性化乳房、⑩羽ばたき振戦**などがあります（図2）。

2. 検査法は?

肝硬変では、他覚所見によって検査は異なります。

●肝脾腫

他覚所見で心窩部から右季肋部に腫大した肝左葉を触知すると、辺縁は硬く、鈍で表面不整です。腹部超音波検査やCT検査でこれらの所見が確認できます。

●肝性脳症

肝性脳症は、自覚症状が全くないものから昏睡まで、さまざまな症状があります。昏睡度はⅠ～Ⅴに分類されますが、Ⅰの睡眠・覚醒リズムの逆転から始まり、Ⅱの指南力（時・場所）低下や傾眠傾向で気付かれることが多く、羽ばたき振戦が補助診断となります。数字追跡試験が最も簡便な

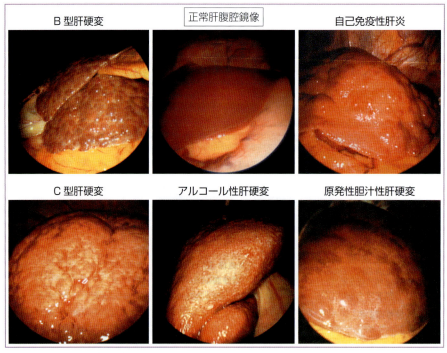

図1 ■ 肝硬変の種類別腹腔鏡像

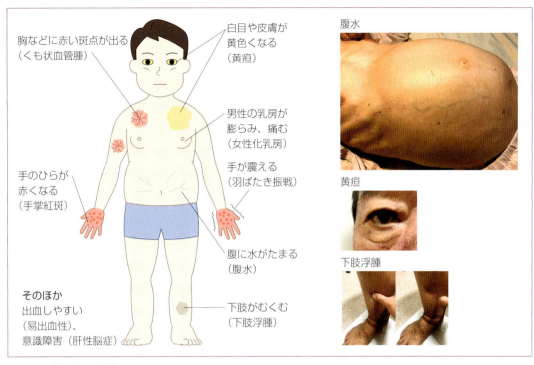

図2 ■ 肝硬変の症状

検査法として用いられます。

●腹水、胸水、浮腫

他覚所見で腹部に波動を触れ、呼吸音の低下と下肢の浮腫が確認できます。腹部超音波検査やCT検査で確認できますが、胸腹部X線検査でも確認できます。

●静脈瘤

食道・胃静脈瘤は肝硬変における出血の主因であり、上部消化管内視鏡検査で確認できます。また、痔静脈の出現は肛門鏡検査で確認できます。そのほかに臍静脈から放射線状に広がる腹壁静脈の怒張（メズサの頭）が他覚所見で確認できますが、これらからの出血は少ないです。

3. 治療適応は？

肝硬変そのものの病態を治癒させることは現時点では不可能です。したがって、代償期であればその原因を排除し、非代償期であれば症状に合わせた補助療法を適宜行います。

先輩のこっそりPOINT！

肝硬変の重症度はChild-Pugh分類（表1）を用いて診断されます。実臨床では、医療スタッフは患者さんの病態をgrade A〜Cに分類して理解し合っています。なお、Child-Pugh分類は、血清ビリルビン値、血清アルブミン値、腹水の有無、脳症の有無、プロトロンビン時間で算出されます。

表1 ■ 肝硬変の重症度分類（Child-Pugh分類）

臨床所見・生化学検査	危険増大に関する点数		
	1	2	3
血清ビリルビン（mg/dL）	＞2.0	2〜3	＞3
血清アルブミン（g/dL）	＞3.5	2.8〜3.5	＜2.8
腹水	なし	軽度	中等度
脳症	なし	軽度	ときどき昏睡
プロトロンビン時間（％）	＞70	40〜70	＜40
原発性胆汁性胆管炎の場合は血清ビリルビン	1〜4	4〜10	＞10

gradeA：5〜6点、gradeB：7〜9点、gradeC：10〜15点

肝硬変はこう治療する！

治療の流れ

栄養療法を基礎に ➕ 症状別に内科的治療 ➡ 必要に応じて外科治療を導入

内科　栄養療法

就寝前に200kcal程度の夜食を摂って、肝臓が夜間にエネルギー不足にならないようにする**頻回食療法（late evening snack；LES）**が用いられます。

内科　症状別治療

■ 血小板減少

高度の血小板減少に対しては脾臓摘出術を行いますが、脾動脈塞栓術を行って血小板数を回復させることもあります。

■ 低アルブミン血症

分岐鎖アミノ酸を主とする経口アミノ酸製剤を投与します。なお、進行した症例ではアルブミンの補液によって、一時的に血中アルブミン濃度を維持する場合もあります。

■ 腹水

減塩を行うとともに、スピロノラクトンとフロセミドを投与し、難治性の場合は入院でのトルバプタンの導入を行います。ときに腹水穿刺による排液を行うこともあります。

■ 肝性脳症

便秘をさせないことが重要であり、予防的にラクツロース、経口アミノ酸製剤、抗菌薬であるリファキシミンを投与します。発症時は、分岐鎖アミノ酸製剤の点滴を行いますが、必要に応じて浣腸を行う場合もあります。

内科 食道・胃静脈瘤治療

緊急時には**内視鏡的静脈瘤結紮術（EVL）**が行われ、破裂予防に対しては**内視鏡的静脈瘤硬化術**（**EIS**、図3）が行われます。また、胃静脈瘤を構成する脾腎シャント（上腸間膜-下大静脈シャント）に対して、**バルーン下逆行性経静脈的塞栓術**（**B-RTO**、図4）や、胃静脈瘤への血流を減らすために部分的脾動脈塞栓術（PSE、図5）を行う場合もあります。

想定外 POINT！ 吐血などの急変時には、食道・胃静脈瘤破裂による急激な貧血の進行を想定する必要があり、補液ルートの確保が重要となります。その際には輸血が必要になる可能性があるので、20G以上の針での補液ルートを確保しておくとよいでしょう。なお、その後の緊急内視鏡検査に備えて、右上肢からの補液ルートの確保が望ましいです。

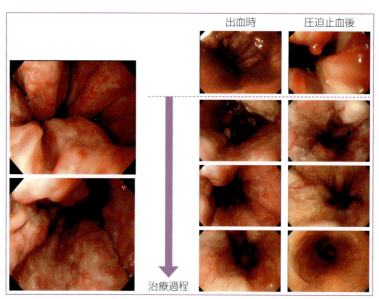

図3 ■ 食道静脈瘤出血の治療過程
60歳代、男性、B型肝硬変。

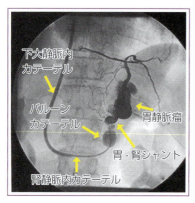

図4 ■ B-RTO
カテーテル（IVR）を用いて、足の付け根にある右頸静脈からアプローチし、上大静脈→下大静脈→左腎静脈→胃-腎シャント→胃静脈瘤へとアプローチする。そこで硬化剤を流し、胃静脈瘤を根絶しようとする治療。
※硬化剤には、モノエタノールアミンオレイン酸（オルダミン®）とヨード造影剤（イオパミドール）を混ぜた、5%EOIが使用される。

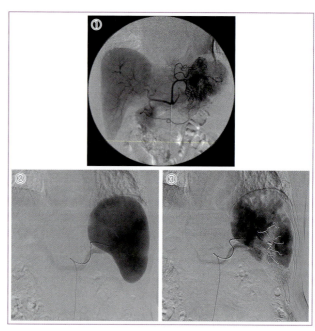

図5 ■ PSE
①腹部血管撮影を行い、②腹腔動脈から脾動脈を経て脾門部までカテーテルを先進させ、③可能な限り、脾動脈の中および下極枝をコイルとゼラチンスポンジブロックで亜区域ごとに塞栓し、60%以上の脾臓の塞栓を行う。

やってみよう！治療後のケア

1 黄疸をチェックしよう！

利尿薬投与による血管内脱水に伴って、肝機能の悪化を認める場合があります。そのため、**皮膚や口腔内の乾燥**をチェックするとともに、**眼球結膜や皮膚の黄染が悪化していないか**を必ずチェックします（色調は、溶血性黄疸はレモン色調で、肝細胞性黄疸はオレンジ色調です）。

2 浮腫をチェックしよう！

1日の水分摂取量と尿量、そして不感蒸泄を含めた**水分バランス**をチェックするとともに、前脛骨面を圧迫して**下肢浮腫の度合い**を観察します。

3 腹水の増減をチェックしよう！

水分バランスをチェックするとともに、**毎日腹囲を計測して、その増減をチェック**します。そのほか、他覚所見で波動をチェックします。

4 肝性脳症の有無をチェックしよう！

まずは、**毎日排便があるかどうか**、便秘の有無のチェックが重要です。そのうえで、**睡眠・覚醒の逆転**があれば、昏睡度Ⅰの可能性があります。さらに指南力（時・場所）障害、ものを取り違える、異常行動（お金をまく、化粧品をゴミ箱へ捨てるなど）、傾眠状態があれば昏睡度Ⅱの可能性が高いため、他覚所見で羽ばたき振戦を確認します。

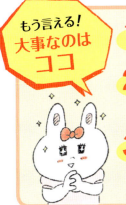

もう言える！大事なのはココ

1. 肝硬変は、ウイルス性、アルコール性、脂肪性、薬物性など、多岐にわたる病因による進行性・慢性肝障害の終末像です。
2. 腹水管理では水分バランスが重要です。食事摂取量と尿量に注意するとともに、腹囲を定期的に測定して、その増減にも注意します。
3. 肝性脳症は、昼夜逆転などの潜在性脳症である昏睡度Ⅰの出現から注意します。指南力障害や羽ばたき振戦など、昏睡度Ⅱの出現が疑われたらすぐに医師に報告します。

第4章｜しっておこう！消化器の疾患と治療

8. 肝臓の悪性疾患と治療

 共通

東邦大学医療センター大森病院 消化器内科 准教授　永井英成

まずはイメージ！肝臓の悪性疾患

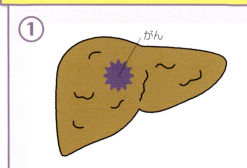

①肝細胞がん。肝細胞由来の上皮性悪性腫瘍です。大部分がB型またはC型肝炎ウイルスによる慢性肝炎、肝硬変に合併します。

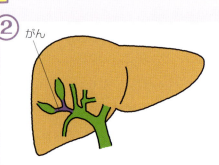

②肝内胆管がん。胆管上皮由来の上皮性悪性腫瘍です。多くは肝硬変のない肝臓に発生します。

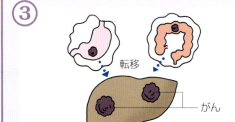

③転移性肝がん。肝以外に発生したがん腫または肉腫が肝臓へ転移したものです。胃がんと大腸がんの頻度が高く、乳がんや肺がんなどでもみられます。

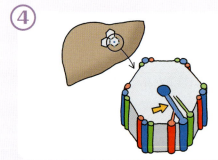

④肝血管肉腫。血管内皮由来の悪性度の高い、予後不良のまれな腫瘍です。塩化ビニルなどの化学物質との関連が疑われています。

こんな疾患！

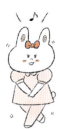

種類◆肝臓の悪性疾患には、転移性肝がん、原発性肝がん、肝肉腫や肝血管肉腫があります。原発性肝がんには、①肝細胞がん、②肝内胆管がん、③胆管嚢胞腺がん、④混合型肝がん（肝細胞がんと胆管細胞がんの混合型）、⑤肝芽腫、⑥未分化がんがあります。原発性肝がんのほとんどは肝細胞がんです。

適応◆肝細胞がんの治療には、①外科的切除、②局所療法、③血管内治療、④放射線治療、⑤重粒子線治療、⑥中粒子線治療、⑦化学療法があります。治療方針は、『肝癌診療ガイドライン』に従い、肝予備能・肝外転移・脈管侵襲・腫瘍数・腫瘍径によって治療を選択します。

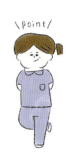

肝細胞がんってどんな疾患？

1. 症状は？

　肝細胞がんの病初期は、**腫瘍による症状は全くありません**。腫瘍が増大すると、腹部膨満感や右季肋部の痛みが出てきます。腫瘍の増大・進展に伴って肝機能が低下して**肝不全の症状である黄疸・腹水・浮腫が出現**し、胆管浸潤によって閉塞性黄疸をきたすこともあります。腫瘍が腹腔内に破裂すると、急激な腹痛や腹部膨満、血圧低下をきたします。また門脈内へ浸潤すると、門脈圧亢進症が悪化して、食道・胃静脈瘤破裂や難治性腹水の原因となります。

2. 検査法は？

　ペルフルブタンを用いた造影腹部超音波検査と腹部造影CT検査（図1）との併用で、肝細胞がんの病態診断が可能となりました。さらにプリモビストを用いたEOB-MRIを用いることで、早期肝細胞がんの診断も可能となっています。なお、血液腫瘍マーカーは、AFP、AFP-L3、PIVKA-IIが用いられます。

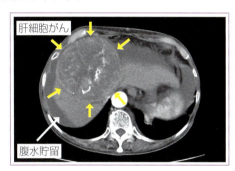

図1 ■ 肝細胞がんの腹部造影CT検査

3. 治療適応は？

　肝細胞がんの治療は『肝癌診療ガイドライン』に沿って行われます。腫瘍数3個以下・腫瘍径3cm以下の腫瘍に対しては、**肝切除術**または**ラジオ波焼灼術**（radiofrequency ablation；RFA）を用いた局所治療が選択されます。それ以外の腫瘍に対しては、**肝動脈化学塞栓療法**（transcatheter arterial chemoembolization；TACE）を代表とする血管内治療が行われます。

　近年、抗がん剤を含有させたリピオドール®を注入した後にスポンゼル®で塞栓する従来の**TACE**に取って代わり、永久塞栓物質である薬剤溶出性ビーズを用いた**DEB-TACE**も行われるようになりました。なお、TACE不応例に対しては、**早い段階での分子標的治療薬の導入**が一般的となっています。現在、分子標的治療薬としてはソラフェニブ、レゴラフェニブ、レンバチニブが投与可能です。さらに、新たな免疫チェックポイント阻害薬が投与できる可能性もあり、分子標的治療薬と免疫チェックポイント阻害薬を組み合わせた個別化治療が可能になると考えられています。今後、『肝癌診療ガイドライン』が大きく変わる可能性があるので、注視するべきでしょう。

先輩のこっそりPOINT！

　肝細胞がんの治療『肝癌診療ガイドライン』に従い決定しています。なかでも、肝予備能・肝外転移・脈管侵襲・腫瘍数・腫瘍径によって選択は異なります。Child-Pugh分類のgrade Cの症例に対しては、肝移植または緩和治療を導入するなど、ガイドラインを参照して治療方針を確認します。

肝細胞がんはこう治療する！

治療の流れ

『肝癌診療ガイドライン』に沿って、
肝予備能・肝外転移・脈管侵襲・腫瘍径・腫瘍個数を考慮し、治療法を選択

🖊外科　観血的治療：RFA（図2、3）

　超音波下で肝細胞がんを確認して、穿刺部位を決定します。穿刺部位を局所麻酔した後に、肝細胞がんの中に直径1.5mmの電極針を挿入し、電極周囲を450kHzの高周波（ラジオ波）で6〜12分間誘電加熱して肝細胞がんを凝固壊死させます。

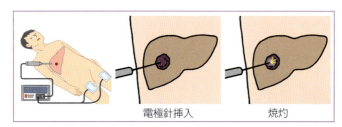

図2 ■ RFA
病変部に挿入した電極針先端の非絶縁部から対極板に向けて450kHzのラジオ波を放出し、電極周囲の組織を誘電加熱（高周波によって組織のイオンを振動させ、熱を発生させる）し、病変部を凝固壊死させる。

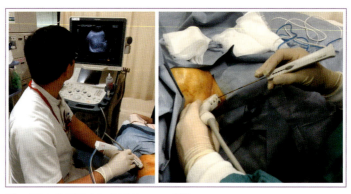

図3 ■ 病棟処置室におけるRFA手技

🖊外科　観血的治療：TACE（図4）

　X線透視下で鼠径部から大腿動脈を穿刺してカテーテルを挿入し、腹腔動脈→固有肝動脈→左右

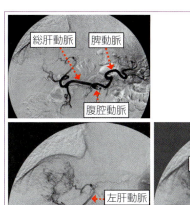
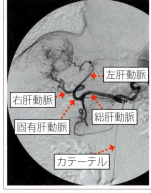
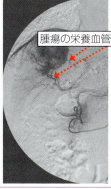
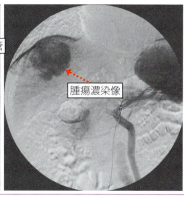

図4 ■ TACE
右大腿動脈を穿刺した後にアンギオシースを挿入し、腹腔動脈造影を行う。腫瘍を栄養する血管を見つけ出し、さらに先進させたカテーテルを経て血管内へ薬剤溶出性ビーズを注入して、腫瘍の栄養血管を塞栓し、腫瘍を壊死させる。

肝動脈→肝細胞がんの栄養血管を見つけ出します。栄養血管から抗がん剤を含有させたリピオドール®を注入した後にスポンゼル®で塞栓するか、または永久塞栓物質である薬剤溶出性ビーズを注入します。

🍎内科　内服治療

2009年から分子標的治療薬ソラフェニブが投与可能となりました。2018年からはソラフェニブ不応例に対してレゴラフェニブの投与、そしてソラフェニブ以外にも新たにレンバチニブの初回投与が可能となっています。今後は免疫チェックポイント阻害薬などの新薬が投与できるようになるため、**現在の肝細胞がん治療は大きく変化する可能性があります**。今後の動向を注視しましょう。

想定外POINT！ 肝細胞がん治療であるRFAやTACEなどの観血的治療に伴う想定外の出血に対して、あらかじめ予防対策をとることが重要です。血小板数が5万個/μL以下でないことの確認以外に、観血的手技を行う際の抗凝固薬の中止期間の確認を必ず行います。抗凝固薬の中止期間は内服薬によって異なるため、薬剤師としっかり相談するなど、常に注意すべき点です。そのほか、降圧薬や鎮痛薬などの内服のタイミングも医師・薬剤師と相談することが重要です。

やってみよう！治療後のケア

1 出血と腹痛、バイタルサインをチェックしよう！

RFA 後は穿刺部位の肋間動脈の損傷に伴う出血、穿刺部位の肝臓からの腹腔内出血が起こる可能性があります。術後は**穿刺部位の出血の有無とバイタルサインを 30 分・1 時間・3 時間後に確認します**。また、腹腔内出血に伴う腹痛などの自覚症状の確認も重要です。

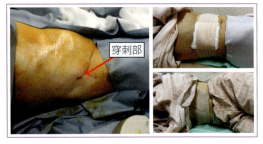

RFA 後のケア
右上：穿刺部に伸縮性テープを用いた穿刺創の圧迫止血。
右下：右側臥位による肝臓の重さを利用した肝臓穿刺部の圧迫止血。

2 足背動脈の触知をチェックしよう！

TACE 終了時に穿刺した大腿動脈を手指で圧迫止血しますが、帰棟時に再出血する可能性があるため、**穿刺部位の再出血の有無を確認します**。またベッド上安静時（使用カテーテル 3Fr. の場合は 3 時間）に穿刺部位の足背動脈の触知をチェックし、下肢の動脈塞栓の合併も確認します。

そのほか、穿刺した大腿動脈の深部を走行する大腿静脈に圧迫止血の際に血栓が形成され、**安静解除後の歩行の際に肺梗塞を引き起こす場合**もあるため、安静解除直後の歩行は必ず付き添う必要があります。

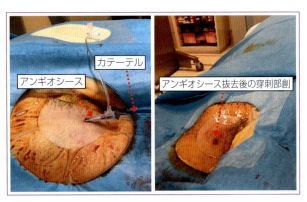

TACE 後のケア①
左：右大腿動脈穿刺、右：右大腿動脈穿刺部。

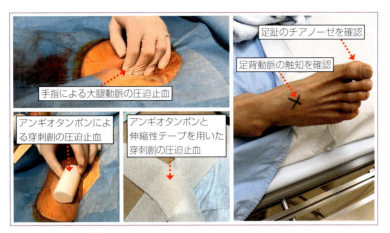

TACE後のケア②
左上：手指による大腿動脈の圧迫止血、左下：大腿動脈穿刺部の止血、右：足背動脈と足趾チアノーゼの確認。

3 分子標的治療薬の副作用をチェックしよう！

各種内服薬によって副作用は異なりますが、より注意が必要なのは**手足症候群・皮疹・高血圧・甲状腺機能異常に伴う症状**（発汗過多・手指振戦・浮腫・睡眠異常など）や**下血**などです。

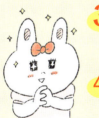

もう言える！大事なのはココ

1. 肝がんには原発性肝がんと転移性肝がんがあり、原発性肝がんの大部分を肝細胞がんが占めています。

2. 肝細胞がんの治療は『肝癌診療ガイドライン』に従い、肝予備能・肝外転移・脈管侵襲・腫瘍数・腫瘍径によって治療法が決定されます。

3. バイタルサイン以外の術後チェックポイントは、RFAでは穿刺部位と腹腔内の出血、TACEでは大腿動脈穿刺部の再出血・下肢動脈血栓症・大腿静脈の血栓に伴う肺梗塞の合併です。

4. 分子標的治療薬の投与時は、副作用をしっかり理解することが重要です。

第4章 | しっておこう！消化器の疾患と治療

9. 胆道の良性疾患と治療

新潟大学大学院医歯学総合研究科 消化器・一般外科学分野 助教　滝沢一泰
同 講師　坂田 純　同 教授　若井俊文

まずはイメージ！胆道の良性疾患

①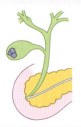

胆嚢結石。症状は腹痛、発熱、嘔吐などですが、無症状のこともあります。成因は結石の種類によってさまざまです。

②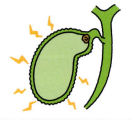

胆嚢は腫大して、壁が厚くなる

胆嚢炎。最も典型的な症状は右季肋部痛です。そのほかの症状に、心窩部痛、嘔気・嘔吐、発熱があります。原因の90〜95％は胆嚢結石です。

③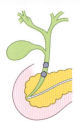

総胆管結石。症状は腹痛・背部痛、発熱、黄疸、嘔吐などですが、無症状のこともあります。成因は胆道感染や胆嚢結石の落下です。

④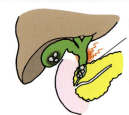

総胆管結石などによって胆汁がうっ滞することで、胆管に炎症が起こる。

胆管炎。典型的な症状は、発熱、黄疸、右上腹部痛です。成因は、胆道閉塞（胆汁うっ滞）と胆汁中の細菌増殖（胆汁感染）です

こんな疾患！

種類◆胆道の良性疾患には、胆嚢結石、総胆管結石、肝内結石などの胆石症や、胆嚢炎、胆管炎などの炎症性疾患、胆嚢ポリープや胆嚢腺筋症などの胆嚢の疾患、また膵胆管合流異常や胆道拡張症などの先天性の疾患があります。

適応◆無症状の胆嚢結石は経過観察し、有症状の胆嚢胆石は手術が勧められます。総胆管結石や肝内結石の治療は、内視鏡的な採石です。内科的治療が困難な場合は、手術が行われることもあります。
　胆嚢炎や胆管炎はガイドラインに従って治療が行われます。胆嚢炎はその重症度によって、内科的治療や胆嚢ドレナージまたは手術が行われます。胆管炎は通常は内科的治療や胆道ドレナージが行われます。
　胆嚢ポリープや胆嚢腺筋症は、状況により手術が行われることがあります。膵胆管合流異常や胆道拡張症も手術が行われます。

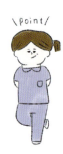

1. 胆石症ってどんな疾患？

胆石症には胆嚢結石、総胆管結石、肝内結石がありますが、一般的に胆石症という場合は胆嚢結石を指します。

1. 症状は？

胆石発作という胆嚢の収縮に伴う発作性の疼痛があります。**心窩部から右季肋部の疼痛**で、右肩に放散することもあります。そのほかの症状は**腹痛や背部痛、発熱、嘔気・嘔吐、黄疸**です。しかし、3割程度は無症状といわれています。

食後に発症することが多く、誘発因子には脂肪食があります。

2. 検査法は？

胆嚢結石では**血液検査、腹部単純Ｘ線検査、腹部超音波検査（US）**を行います。血液検査では、胆嚢炎の併発がない場合は異常が出ることは少ないです。腹部単純Ｘ線検査は、結石の種類の推定に有用です。USは胆石の診断に広く行われます（図1）。

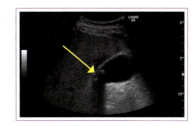

図1 ■ 胆石症の検査画像
胆嚢頸部に高輝度エコーと後方に強い音響陰影を認める典型的な胆石の像。

次に行う検査としてはCTが推奨されます。小結石では経口胆石溶解療法の適応を決定するために、大結石では体外衝撃波結石破砕療法（ESWL）の適応を決定するために有用です。MRCP検査は総胆管結石の合併の有無を確認するため、また、胆道の解剖学的評価を目的として行います。

3. 治療適応は？

無症状の胆嚢結石に対して手術をするかどうかは議論がありますが、ガイドラインでは無症状例には治療を行わないことを提案するとされています[1]。**何らかの症状を呈した胆嚢結石例に対する治療は胆嚢摘出術**です。手術以外の治療法では、Ｘ線陰性のコレステロール胆石に対しては、ウルソデオキシコール酸（UDCA）による経口溶解療法が有効です。また、ESWLは胆嚢機能正常例の石灰化のないコレステロール胆石に対して有効です。

> **先輩のこっそりPOINT！**
>
> 「40〜50歳代」「女性」「肥満」は胆石症の代表的なリスクファクターです。患者さんの食生活を聞くことも重要です。痛みを訴えるときは、胆嚢炎を発症した可能性もあるので、発熱の有無を確認しましょう。

2. 胆嚢炎ってどんな疾患？

1. 症状は？

急性胆嚢炎の最も典型的な症状は右季肋部痛であり、右季肋部痛と心窩部痛を合わせると患者さんの72〜93％にみられます。次いで嘔気・嘔吐が多く、発熱は高頻度ではありません。筋性防御は約半数にみられますが、右季肋部に胆嚢を触知することは多くありません。

2. 検査法は？

急性胆嚢炎の診断に特異的な血液検査所見はないため、**全身の炎症所見**（白血球数やCRP）をチェックする必要があります。急性胆管炎や総胆管結石、急性膵炎との鑑別のために肝機能検査を行うほか、ビリルビン、アミラーゼなどを測定します。

急性胆嚢炎が疑われる場合はUSを行います。次に行われる検査はCT（造影ダイナミックCT）です。MRIは、胆嚢頸部結石や胆嚢管結石の描出に有効です（図2）。

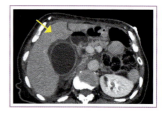

図2 ■ 胆嚢炎の検査画像
胆嚢は緊満し、壁の肥厚がある。胆嚢床（胆嚢と肝臓の間）に液体貯留がみられる。

3. 治療適応は？

胆嚢炎と診断した場合は、原則として入院し、絶食のうえ、十分な輸液と鎮痛薬や抗菌薬投与などの初期治療を行います。

ガイドラインの重症度判定基準を用いて重症度を判定した後に、併存疾患や全身状態から手術リスクを評価して、治療方針を決定します。軽症胆嚢炎では**早期の手術**が第1選択です。中等症胆嚢炎で初期治療に反応しないものは**胆嚢ドレナージ**を行います。中等症胆嚢炎で初期治療に反応したものは、手術リスクに応じて**早期の手術か待機的手術**を選択します。

重症胆嚢炎は臓器障害を伴うため、適切な呼吸・循環管理で安定化させた後に**胆嚢ドレナージ**を行います。そうして状態が回復してから、待機的手術を行います。

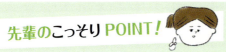

先輩のこっそりPOINT！ 重症胆嚢炎とは、循環、呼吸、意識、腎機能、肝機能、血液凝固系のいずれかに異常があるものです。中等症胆嚢炎とは、白血球数が18,000/μLより多いもの、72時間以上の持続症状があるもの、CTで胆嚢周囲膿瘍などの強い炎症所見を認めるもののことです。それ以外は軽症胆嚢炎です。

1. 胆石症はこう治療する！

治療の流れ

無症状：経過観察
有症状：通常は腹腔鏡下胆囊摘出術
・15mm 未満の浮遊結石で X 線陰性のコレステロール結石：溶解療法
・20mm 未満の単発結石で X 線陰性のコレステロール結石：ESWL

内科　経口胆石溶解療法

経口胆石溶解療法は、X 線透過性コレステロール胆石に対して、胆囊機能が保たれていれば有効です。UDCA600mg/日を 6〜12 カ月投与して、溶解効果を画像診断で評価します。UDCA による完全溶解率は高いとはいえませんが、副作用が少なく安全な治療法です。

内科　ESWL

ESWL（図3）も X 線陰性のコレステロール胆石で胆囊機能が正常である場合に適応です。破砕装置から発生した衝撃波で、体の組織を損傷させることなく、結石のみを細かく破砕します。実際の治療時間は 1 時間程度です。破砕された結石は胆囊から十二指腸に排泄されます。

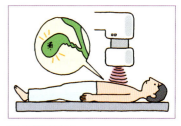

図3 ■ ESWL

外科　胆囊摘出術

内科的治療は採石までに時間がかかること、完全溶解率が低く再発率が高いことから、有症状の胆囊結石症例に対する治療の基本は胆囊摘出術です。腹腔鏡手術が第 1 選択となります。腹腔鏡手術は腹部に 3〜4 つのポートを挿入して行います（従来法）。ポートが 1 つだけの単孔式腹腔鏡下胆囊摘出術を行うこともあります（図4）。胆囊がんの合併が疑われる場合は開腹手術を行います。

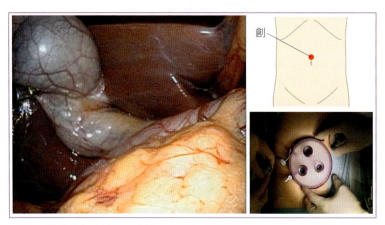

図4 ■ 単孔式腹腔鏡下胆嚢摘出術

想定外 POINT！　胆嚢摘出術の術前には、総胆管結石の有無を確認します。総胆管結石がある場合は、術前に内視鏡的に総胆管結石除去術を行います。内視鏡的に除去できない場合は、手術で胆嚢摘出とともに総胆管切開、採石術を追加することもあります。

2. 胆嚢炎はこう治療する！

胆嚢炎は重症度に応じて治療方針を決めます。初期治療は絶食と十分な輸液、鎮痛薬や抗菌薬投与です。中等症や重症でも先進施設で患者さんの状態がよければ、初期治療の後に手術も選択されます。

治療の流れ

- 軽症：初期治療 ➡ 早期手術
- 中等症：初期治療 ─ 反応あり ➡ 早期手術または待機的手術
　　　　　　　　　└ 反応なし ➡ 胆嚢ドレナージ ➡ 待機的手術
- 重症：初期治療 ➡ 胆嚢ドレナージ ➡ 待機的手術

内科　経皮経肝胆嚢ドレナージ（PTGBD）

胆嚢炎の場合には、超音波ガイド下で肝臓を経由して胆嚢に針を刺し、持続的にドレナージできるカテーテルを留置します（図5上）。必要に応じて胆汁の細菌検査を行います。

内科 経皮経肝胆囊吸引穿刺法（PTGBA）

PTGBDと同様の手技で胆囊を穿刺して内容物を吸引します。カテーテルは留置しません（図5下）。

内科 内視鏡的経鼻胆囊ドレナージ（ENGBD）

内視鏡的にファーター乳頭からガイドワイヤーを挿入して、胆囊管経由で胆囊にカテーテルを留置し、ドレナージします。同様に内視鏡的胆囊ステント留置術（EGBS）も行われますが、技術的に難しいとされています。

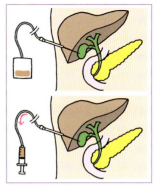

図5 ■ PTGBD（上）とPTGBA（下）

外科 腹腔鏡下胆囊摘出術

胆石症と同様に腹腔鏡下胆囊摘出術を行います。胆囊炎の場合は、炎症の強さに応じて手術の難易度が大きく異なります。

軽症胆囊炎や発症早期であれば、胆石症と同様に単孔式でも手術可能です。重度の炎症による癒着が予想される場合は、3～4ポートの腹腔鏡下胆囊摘出術（図6）、もしくは開腹胆囊摘出術を選択することもあります。

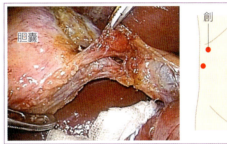
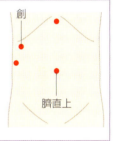

図6 ■ 腹腔鏡下胆囊摘出術

想定外POINT！ 早期の手術時期は胆囊炎発症から72時間とされています。待機的手術はおおよそ6週以降に行われます。手術所見で炎症が強く、手術操作による胆管損傷の危険性があるときは、開腹手術に移行したり、胆囊全切除を回避して部分切除にすることもあります。

1. 胆石症　やってみよう！ 治療後のケア

1 症状をチェックしよう！

胆石症のみで痛みがある場合は、**胆石発作なのか、胆嚢炎なのかの鑑別が重要です**。発熱や腹膜刺激症状、血液検査での炎症所見を確認します。胆嚢内の小結石が総胆管へ落下して胆管炎を発症する場合もあるので、発熱や黄疸の有無も確認します。

熱が出る

お腹・みぞおちのあたりが痛む

皮膚や白目の色が黄色がかる

2 症状がある場合は外来受診を勧めよう！

胆石症で溶解療法やESWLを行っているときに胆嚢炎や胆管炎を発症することがあります。**治療経過中に発熱や腹痛がある場合**は、患者さんに外来受診を勧めます。

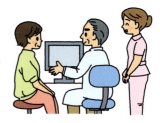

3 創部を観察しよう！

腹腔鏡下胆嚢摘出術の術中合併症には、**胆管損傷、出血、他臓器損傷**などがあります。術後合併症には、**術後出血、胆汁漏、創感染、肩痛、皮下気腫**などがあります。

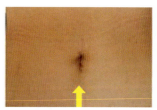
正常な術後の臍部創

炎症が軽度な症例では、ほとんど合併症を引き起こすことはありませんが、創部の観察は行いましょう。強い発赤は、感染徴候かもしれません。その場合は、創感染や創部痛、特に臍部の痛みをケアします。離床を進めながら、適切に鎮痛薬を投与します。

2. 胆嚢炎　やってみよう！治療後のケア

1 内科的治療後のケアをしよう！

PTGBDは技術的に容易で合併症も少ないといわれていますが、外瘻法（胆汁を体外へ出す方法）であるため、その後の管理が必要です。術後の瘻孔形成ができるまではドレナージチューブの抜去はできないので、**チューブの逸脱や自己抜去に注意**します。

PTGBAはドレナージチューブがないため、患者さんのADLは損なわれないという利点がありますが、PTGBDよりドレナージ効果は劣るので、**胆嚢炎の再燃に注意**します。

ENGBDも外瘻法であり、**鼻腔から出ているカテーテルの逸脱や自己抜去に注意**します。外瘻法では排液の量や性状を観察します。排液量が減少した場合は、胆嚢炎が軽快したためか、カテーテルが逸脱したためかの鑑別が必要です。

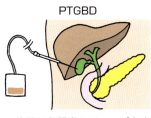

PTGBD

・体外から胆嚢にチューブを突き刺して、胆嚢の中の膿を外に逃がしてやります。
・胆嚢ドレナージ後の排液の量や色に注意しましょう。

2 待機手術までのケアをしよう！

胆嚢ドレナージ後に待機的手術を予定しているとき、多くの場合は一時退院することになります。退院時には、外瘻となっているPTGBDをそのまま残す場合やクランプしてカテーテルのみを残す場合があります。

PTGBDが残ったまま退院する場合は、その固定法を指導して、**事故（自己）抜去が起こらないように工夫します**。また、PTGBDをクランプした場合は胆嚢炎の再燃が危惧されるので、**発熱や腹痛があるときは外来受診を勧めます**。

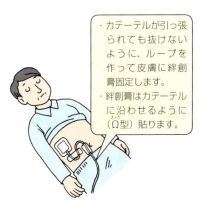

・カテーテルが引っ張られても抜けないように、ループを作って皮膚に絆創膏固定します。
・絆創膏はカテーテルに沿わせるように（Ω型(オメガ)）貼ります。

3 外科的治療後のケアをしよう！

胆嚢炎の術後は、特にドレーン挿入例で術後出血や胆汁漏、腹腔内遺残膿瘍のリスクが高くなります。そのため、**ドレーン排液の性状や発熱、術後の炎症反応の推移**を確認します。

胆嚢を摘出したことによる体への影響はほとんどありませんが、心窩部痛や術前にはなかった新たな症状（下痢など）が出現することがあり、**胆嚢摘出後症候群**と呼ばれています。その頻度は数％から22％とさまざまです。

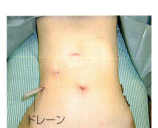

ドレーン

> **もう言える！大事なのはココ**
>
> 1. 胆石症や胆嚢炎の患者さんの腹痛は、胆石発作なのか、胆嚢炎なのかをアセスメントします。
> 2. 胆嚢ドレナージ後のカテーテル管理では、排液の量と性状を観察し、チューブの逸脱や事故（自己）抜去に注意します。
> 3. 炎症が重度な胆嚢炎の術後は合併症リスクが高いので、ドレーン排液の性状や発熱、術後の炎症反応の推移を確認し、術後出血や胆汁漏、腹腔内遺残膿瘍に注意します。

引用・参考文献

1) 日本消化器病学会編. 胆石症診療ガイドライン2016. 改訂第2版. 東京, 南江堂, 2016, 138p.
2) 急性胆管炎・胆嚢炎診療ガイドライン改訂出版委員会編. 急性胆管炎・胆嚢炎診療ガイドライン2018. 第3版. 東京, 医学図書出版, 2018, 226p.

第4章 | しっておこう！消化器の疾患と治療

10. 胆道の悪性疾患と治療

 共通

新潟大学大学院医歯学総合研究科 消化器・一般外科学分野 助教　滝沢一泰
同 講師　坂田 純　同 教授　若井俊文

まずはイメージ！胆道の悪性疾患

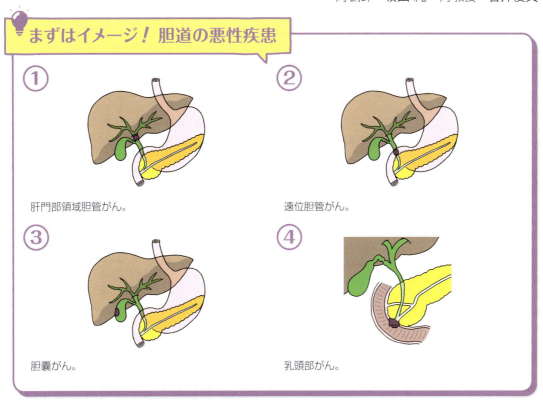

① 肝門部領域胆管がん。
② 遠位胆管がん。
③ 胆嚢がん。
④ 乳頭部がん。

こんな疾患！

種類◆胆道の悪性疾患である胆道がんには、肝外胆管に発生する胆管がん、胆嚢および胆嚢管に発生する胆嚢がん、十二指腸乳頭部に発生する乳頭部がんがあります。胆管を区分すると、胆嚢管合流部から肝臓側の胆管は肝門部領域胆管で、それより十二指腸側は遠位胆管です。発生部位によって肝門部領域胆管がんと遠位胆管がんに分けられます。肝内胆管がんは、『癌取扱い規約』では胆道がんではなく、肝臓がんに含めています。

適応◆胆道がんの唯一の根治治療は外科切除です。しかし、肝臓や肺などへの遠隔転移を認める胆道がんは切除不能であり、化学療法が行われます。早期の乳頭部がんでは内視鏡的切除といった縮小手術も選択可能との報告もありますが、推奨はされていません。

　肝門部領域胆管がんでは肝切除を伴う肝外胆管切除・胆嚢摘出が行われ、遠位胆管がんや乳頭部がんでは膵頭十二指腸切除術が行われます。胆嚢がんでは胆嚢摘出に加え、その進行度に応じて肝外胆管切除が追加されることもあります。

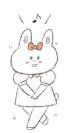
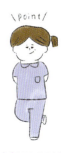

胆道がんってどんな疾患？

1. 症状は？

胆管がんの初発症状は黄疸が最も多く、続いて**体重減少、腹痛、嘔気・嘔吐、発熱**です。黄疸は遷延し、徐々に増悪します。細菌感染が起こると胆管炎になることもあります。遠位胆管がんでは、胆嚢炎になることもあります。

胆嚢がんの初発症状は右上腹部痛、黄疸、嘔気・嘔吐、体重減少、食思不振ですが、早期がんでは**無症状例が多い**です。検診の超音波検査や胆石症として行われた胆嚢摘出術後の病理検査によって偶然に発見されることもあります。

乳頭部がんの初発症状は黄疸、発熱、腹痛が多く、ほかには全身倦怠感、体重減少などもあります。黄疸は自然軽快したり、悪化したりするなど変動します。

2. 検査法は？（図1、2）

胆管がんおよび胆嚢がんで最初に行う画像診断は**腹部超音波検査（US）**です。次に行う検査はCTです。CTは病変の局在と進展度診断に有用ですが、胆道ドレナージ前に実施することが重要です。MRI（MRCPを含む）も病変の局在および進展度診断に有効です。

その次は**内視鏡的逆行性胆管膵管造影（ERCP）**を行い、直接胆道を造影します。ERCPは水平進展などの精密な診断に有用で、同時に胆汁細胞診や胆管生検などの病理診断が可能です。胆道がんは閉塞性黄疸となっていることが多いので、その際に胆道ドレナージを施行します。

そのほかの検査には、超音波内視鏡検査（EUS）や胆管内超音波検査（IDUS）があります。これらの検査では、胆管がんの深達度診断および周囲の血管浸潤や臓器浸潤の評価を行うことができます。

乳頭部がんでは、**上部消化管内視鏡検査**によって乳頭部の腫瘍の観察や組織生検を行います。USやCTでは腫瘍の描出は困難なので、進展度や深達度の診断にはEUSあるいはIDUSを行います。ただし、特に早期がんの場合は正確な進展度診断は困難です。

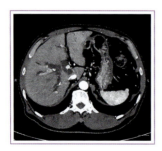

図1 ■ 胆管がんによる肝内胆管拡張像
肝内胆管は拡張している。

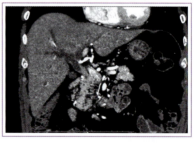

図2 ■ 胆管がんによる胆管狭窄像
総肝管に狭窄がみられ、胆管壁が肥厚している。

3. 治療適応は？

胆道がんと診断した場合は、まず CT 検査を行って切除可能かどうかを判断します。肝転移や肺転移、腹膜播種などの遠隔転移を伴う胆道がんは切除不能です。

切除不能な胆道がんで閉塞性黄疸がある場合は、まず胆道ドレナージを行います（図3）。胆道ドレナージによって掻痒感や食思不振などの症状は改善され、QOL も改善します。切除不能例のドレナージ法は胆道ステント（EBS）が推奨されます。減黄が得られたら、化学療法を行います。

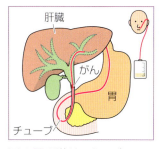

図3 ■ 胆道ドレナージ

切除可能な胆道がんは外科的切除を予定します。術式はがんの局在によってさまざまです。肝門部領域胆管がんの標準手術は**広範肝切除術を伴う胆管切除**です（図4）。この手術は術後合併症率や死亡率が依然として高く、術後の死因としては肝不全が最も多いです。そのため、術前に残肝機能の維持を目的として、温存肝の胆管ドレナージや切除肝の門脈塞栓術を行います。

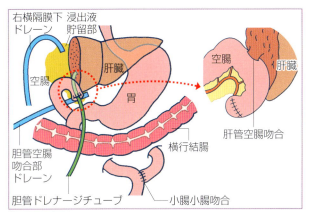

図4 ■ 肝門部領域胆管がん切除後

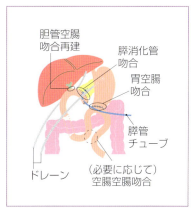

図5 ■ 遠位胆管がんに対する膵頭十二指腸切除術後

遠位胆管がんや乳頭部がんに対しては**膵頭十二指腸切除術**を行います（図5）。このような肝切除を行わない症例に対しては、術前胆道ドレナージは必要ないとする意見もあります。しかし実際に日本の多くの施設では術前検査として ERCP を行い、その終了時にドレナージチューブを留置することが一般的です。

> **先輩のこっそりPOINT！**
>
> 術前に内視鏡的経鼻胆管ドレナージ（ENBD）によって胆汁外瘻とした場合、胆汁返還（還元）が必要なことがあります。その際、胆汁を経鼻胃管から注入する場合と内服してもらう場合がありますが、内服の場合は胆汁独特の味やにおいのため苦痛を伴います。胆汁返還には術後の感染性合併症を低下させるなどの利点がありますが、それを患者さん自身が理解していないと継続が困難になります。胆汁返還の必要性を十分に説明し、胆汁を冷やしたり、甘みをつけるなど、飲みやすくなるよう工夫します。

胆道がんはこう治療する！

治療の流れ
切除可能胆管がん：胆道ドレナージ ➡ 手術
切除不能胆管がん：胆道ドレナージ ➡ 化学療法

内科　胆道ドレナージ

　胆道ドレナージには、外瘻である ENBD や経皮経肝胆道ドレナージ（PTBD）があります。しかし、経皮的経路によるドレナージには穿刺に伴う特有の合併症（腹膜播種など）があるので、**胆道がんに対しては内視鏡的（経乳頭的）ドレナージが第 1 選択です**。ドレナージは緊急時を除いて MDCT の後に行います。

　切除可能な肝門部領域胆管がんでは ENBD を行います。遠位胆管がんでは ENBD か EBS を行います。胆嚢がんでは黄疸の有無に応じて、必要があれば ENBD を行います。切除不能と判断された場合は EBS を行い、内瘻化します。

内科　化学療法

　切除不能な胆道がんに対しては、ゲムシタビン（GEM）とシスプラチン（CDDP）を用いた **GC 療法**や、GEM とテガフール・ギメラシル・オテラシルカリウム（S-1）を用いた **GS 療法**が行われます。

外科　肝切除を伴う肝外胆管切除・胆嚢摘出術

　肝門部領域胆管がんでは**肝切除を伴う肝外胆管切除・胆嚢摘出術**が行われます。広範囲肝切除になることも多く、残肝容積が小さくなるときは、切除側の門脈塞栓術が行われることもあります。

　残肝の胆管を確実にドレナージすることが、術後肝不全を予防するうえでは重要です。胆管切除後の胆道再建では複数の胆管を再建する場合が多く、**術後の胆汁漏**に注意が必要です。

外科　膵頭十二指腸切除術

　遠位胆管がんや乳頭部がんでは、**膵頭十二指腸切除術**が行われます。この場合は、胆管、膵管、胃の再建が必要となるため、**術後の縫合不全**に注意が必要です。また、早期の乳頭部がんでも膵頭十二指腸切除術が標準的治療であり、局所的乳頭部切除術（外科的または内視鏡的）は推奨されていません。

外科　胆嚢摘出＋肝外胆管切除・肝切除術

胆嚢がんでは**胆嚢摘出**に加え、その進行度に応じて**肝外胆管切除や肝切除が追加**されることがあります。なお、早期胆嚢がんでも原則的には腹腔鏡手術ではなく、開腹手術が勧められます。腹腔鏡下胆嚢摘出術後の病理診断で胆嚢がんと判明した症例では、その深達度に応じて、追加手術が必要になることがあります。

想定外POINT！

胆管がんは、予後不良の消化器がんとされています。しかも、提示される手術はかなり侵襲が大きいものであり、年齢や併存症、または残肝機能により手術が適さないと判断されることもあります。また、胆道ドレナージが長期に及ぶと、患者さんは気持ちが沈んだり、今後に対しての不安が出てきたりします。

したがって、まず患者さんの訴えをよく聞くことが重要です。気持ちが沈んでつらい場合には、心療内科や精神科といった精神の専門家の支援を受けることも、ときにはとても有効です。

痛みや嘔気、食欲不振、だるさなどの体の症状や、気分の落ち込みや孤独感、不安感などの心のつらさを軽くするための緩和ケアもあります。緩和ケアは、がんと診断されたときから必要に応じて行ったほうがよいとされています。

やってみよう！治療後のケア

1 胆道ドレナージ後のケアをしよう！

胆道ドレナージ後は**順調に減黄されているか、胆管炎の発症がないか**を確認します。カテーテルの位置異常や事故（自己）抜去が起こらないように、固定を工夫することも重要です。

胆道ドレナージ中に発熱をきたした場合は、まず**チューブトラブル（閉塞、屈曲、逸脱、迷入）による胆管炎**を考えます。ENBDやPTBDなどの外瘻の場合には、胆汁の排液量や性状をチェックします。また、必要に応じて腹部単純X線検査でチューブの逸脱や迷入がないかを確認します。

チューブトラブルによる胆管炎であれば、**抗菌薬の投与とチューブ交換**を行います。通常、遠位胆管がんや乳頭部がんは総胆管閉塞ですが、肝門部領域胆管がんでは複数本の胆管閉塞を伴うので、1本のドレナージではすべての胆管閉塞を解除できていません。そのような場合は、ドレナージ不良胆管の再ドレナージが必要となることがあります。

2 術後のケアをしよう！

　肝門部領域胆管がんや進行胆嚢がんでは、肝切除を伴う胆管切除が行われます。**主な合併症は、術後出血、胆汁漏、肝不全**です。特に肝門部領域胆管がんでは広範囲肝切除を行うので残肝容量が減少し、術後肝不全になりやすくなります。

　手術では、膵頭部後面のリンパ節郭清を行います。このため、術後にリンパ瘻や膵液瘻をきたす可能性もあります。肝十二指腸間膜を郭清し、肝門部領域胆管がんの場合は肝外胆管を含めた（拡大）肝右葉または左葉切除を行います。

　胆管切除後には胆道再建を行います。再建する肝管が複数本に及ぶほど、手技は困難となり、術後胆汁漏のリスクも高くなります。高侵襲な手術であるため、**術後早期は特に呼吸循環管理に注意します**。

　広範囲肝切除であれば、術後は相対的門脈圧亢進から**大量腹水となるので、ドレーン排液量に注意します**。循環血漿量減少から乏尿になったり、胸水・無気肺から呼吸不全になったりする可能性もあります。**ドレーン排液の性状から術後出血、胆汁漏の有無を判断する**ことも重要です。

　遠位胆管がんや十二指腸乳頭部がんでは膵頭十二指腸切除術を行います。手術では、遠位胆管を含む膵頭十二指腸および胆嚢を切除します。再建は施設によって、再建順序や膵腸吻合か膵胃吻合かの差異があります。

　膵頭部を切離することによる**耐糖能悪化に対しては、血糖コントロールを行います**。ドレーン排液に注意し、膵液瘻、胆汁漏、術後出血に気を付けます。膵液瘻を確認するためには、ドレーン排液のアミラーゼ値をチェックします。また、胃内容が停滞して頻回の嘔吐を認める胃内容排出遅延となることがあるので、注意が必要です。

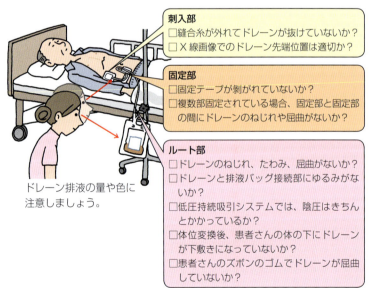

ドレーン排液の量や色に注意しましょう。

刺入部
□縫合糸が外れてドレーンが抜けていないか？
□X線画像でのドレーン先端位置は適切か？

固定部
□固定テープが剥がれていないか？
□複数部固定されている場合、固定部と固定部の間にドレーンのねじれや屈曲がないか？

ルート部
□ドレーンのねじれ、たわみ、屈曲がないか？
□ドレーンと排液バッグ接続部にゆるみがないか？
□低圧持続吸引システムでは、陰圧はきちんとかかっているか？
□体位変換後、患者さんの体の下にドレーンが下敷きになっていないか？
□患者さんのズボンのゴムでドレーンが屈曲していないか？

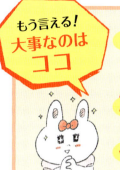

もう言える！大事なのはココ

1. 胆道ドレナージ後は順調に減黄されているか、胆管炎の発症がないかを確認し、カテーテルの位置異常や事故（自己）抜去が起こらないように、固定を工夫します。
2. 肝門部領域胆管がんや進行胆嚢がんでの肝切除を伴う胆管切除術後には、ドレーン排液に注意し、胆汁漏に気を付けます。
3. 遠位胆管がんや十二指腸乳頭部がんでの膵頭十二指腸切除術後はドレーン排液に注意し、膵液瘻、術後出血に気を付けます。

引用・参考文献
1) 日本肝胆膵外科学会編. 胆道癌取扱い規約. 第6版. 東京, 金原出版, 2013, 112p.
2) 日本肝胆膵外科学会ほか編. エビデンスに基づいた 胆道癌診療ガイドライン. 改訂第2版. 東京, 医学図書出版, 2014, 153p.

第4章｜しっておこう！消化器の疾患と治療

11. 膵臓の良性疾患と治療

 共通

愛知県がんセンター中央病院 消化器外科部 医長　夏目誠治

まずはイメージ！ 膵臓の良性疾患

①
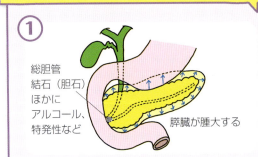

総胆管結石（胆石）ほかにアルコール、特発性など／膵臓が腫大する

急性膵炎。膵臓の急性炎症で、周囲臓器や全身に影響する危険な疾患です。原因は飲酒が多いですが、原因不明（特発性）の場合もあります。

②
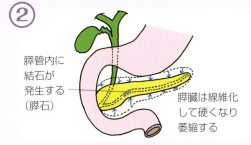

膵管内に結石が発生する（膵石）／膵臓は線維化して硬くなり萎縮する

慢性膵炎。慢性的な膵臓の炎症によって膵組織が硬くなる疾患です。膵液を流す膵管が細くなり、膵石が発生することもあります。

③
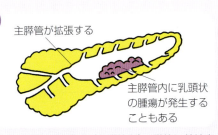

主膵管が拡張する／主膵管内に乳頭状の腫瘍が発生することもある

膵管内乳頭粘液性腫瘍（主膵管型）。膵管に粘液を産生する腫瘍細胞が発生し、膵管が嚢胞状に拡張する疾患です。主膵管型は将来がんになるリスクが高いと考えられています。

④
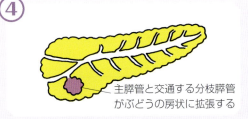

主膵管と交通する分枝膵管がぶどうの房状に拡張する

膵管内乳頭粘液性腫瘍（分枝膵管型）。主膵管から枝分かれした分枝膵管が、ぶどうの房状に拡張する疾患です。内部に結節が発生すると、がんのリスクが高くなります。

こんな疾患！

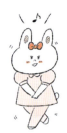

種類◆膵臓疾患を分類すると、腫瘍と炎症になります。本稿では、「すぐに手術が必要なもの」を悪性、それ以外を良性とします。炎症（急性/慢性膵炎）は良性です。腫瘍では、嚢胞性腫瘍である膵管内乳頭粘液性腫瘍の一部と漿液性嚢胞腫瘍が良性です。

適応◆急性膵炎では、炎症に対する薬物治療、原因（結石など）の治療、全身管理を行います。膵炎による仮性膵嚢胞に感染を伴った場合には、嚢胞内液を抜く処置が必要です。ごくまれですが、壊死性膵炎に限り、壊死した膵臓を切除する術式（ネクロセクトミー；ネクロ＝壊死、セクトミー＝切除）が選択される場合があります。
　慢性膵炎は、禁酒などの原因治療、膵石の内視鏡的治療が行われます。内科的治療が奏効しない症例に対しては手術が行われることもあります。

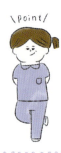

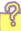

膵管内乳頭粘液性腫瘍ってどんな疾患？

1. 症状は？

膵管内乳頭粘液性腫瘍（intraductal papillary mucinous neoplasm；IPMN）の intraductal は「管の中」、papillary は「乳頭状」、mucinous は「粘液性」、neoplasm は「腫瘍」という意味です。

膵臓内部には膵液（脂肪の消化を行う透明な液体）を流す膵管が存在します。**メインの通り道である主膵管**（高速道路のようなもの）と**主膵管に合流する分枝膵管**（国道のようなもの）があり、分枝膵管を流れてきた膵液は、主膵管内部を膵尾部から膵頭部側（十二指腸乳頭）に向かって流れます。

膵管内腔には上皮細胞と呼ばれる細胞が裏打ちをしていますが、これが腫瘍化して粘液を産生する疾患が IPMN です。**膵管は粘液によって袋状に拡張**して、**ぶどうの房のような嚢胞**ができます。袋が分枝膵管にできると「分枝膵管型」、主膵管が膨らむと「主膵管型」、両方が膨らむと「混合型」と分類されます。

粘液を作る IPMN 細胞が膵管上皮内だけにとどまっていれば良性ですが、一部のたちの悪い腫瘍細胞が**上皮を越えて周囲の膵組織内部にまで染み込む（浸潤）**と、膵がんと同じように転移する能力を身に付けて、悪性となります。

症状は基本的になく、無症状で検診のエコー検査によって発見されたりします。

2. 検査法は？

画像検査が主体となります。超音波（エコー）、CT（computed tomography）、MRCP（magnetic resonance cholangio pancreatography）などです。粘液の詰まった袋を検査するうえではエコーが有用で、すでに悪性化して転移・浸潤していないかを確認するには CT が有用です。MRCP は膵管のどの部分（膵頭部/膵尾部、主膵管/分枝膵管）がどの程度拡張しているかを視覚的に捉えるのに役立ちます（図1）。

最近では、**超音波内視鏡検査**（endoscopic ultrasonography；EUS）がとても有用な検査として重宝されています。EUS は、胃内視鏡を通して胃や十二指腸から膵臓に対する超音波検査を行いますが、膵臓は胃の裏側に存在しているので、体外からのエコーでは描出が難しいのです。その点、EUS では胃から直接エコー検査ができるので、よく見えます（図2）。

前述したように、IPMN は粘液を作る腫瘍細胞が膵管上皮だけにとどまっているうちは良性ですが、周囲に浸潤すると悪性化するので、その前の発見が望まれます。浸潤の過程では、嚢胞の内部に結節と呼ばれるシコリができます。**シコリが大きければ、悪性の可能性が高いとして手術適応**となります。シコリがないか、あっても小さければ悪性の可能性は低いとして経過観察となります。

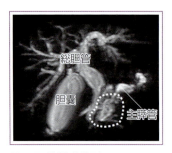

図1 ■ 分枝膵管型の IPMN（MRCP 画像）の膵頭部
白点線で囲まれた部分が囊胞となった分枝膵管。主膵管との交通を認める。

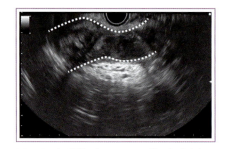

図2 ■ 主膵管型の IPMN（超音波内視鏡画像）
白点線で囲まれた部分が拡張した主膵管。内部には粘液と、結節と思われる高エコー域を認める。

シコリは EUS でとても詳細に描出することができ、また経過観察するうえでサイズの増大がないかを経時的に評価することができるので、たいへん重宝されているのです。

3. 治療適応は？

悪性の可能性が高ければ**手術**となり、そうでなければ治療せずに**経過観察**となります。一般的に、主膵管型か、あるいは分枝膵管型で一定サイズ以上の結節が存在すれば手術です。手術は囊胞の部位に応じて**膵頭十二指腸切除術**（pancreatoduo denectomy；PD）、**膵体尾部脾臓切除術**（distal pancreatectomy；DP）が適応となります。経過観察では、半年ごとに EUS や MRCP で囊胞の大きさ、結節の有無とサイズの変化を慎重に観察します。

> **先輩のこっそりPOINT！**
> IPMN を良性疾患として理解している患者さんは、手術と言われると落ち込みます。最近は、膵臓手術の症例数が多い施設であれば、比較的安全に行われるようになりました。IPMN の発生は、ある意味では、放置すれば膵臓がんになる前に早期発見・治療できる「不幸中の幸い」でもあります。患者さんが前向きに治療を受けられるよう、十分に説明しましょう。

膵管内乳頭粘液性腫瘍はこう治療する！

治療の流れ

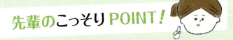

膵頭十二指腸切除術 or 膵体尾部脾臓切除術 など

経過観察の場合はあっても、薬では治らないので、**治療は手術以外にありません**。代表的な手術

術式には、膵頭十二指腸切除術と膵体尾部脾臓切除術があります。以後の内容は次項の「12. 膵臓の悪性疾患と治療」と完全に重複します。したがって、ここでは膵頭十二指腸切除術、次項では膵体尾部脾臓切除術について詳述します。これは決して、**良性に対しては膵頭十二指腸切除術、悪性に対しては膵体尾部脾臓切除術というわけではないことを誤解のないようにしてください**。

外科 膵頭十二指腸切除術（pancreatoduo denectomy；PD）

pancreatoは「膵臓」、duodenectomyは「十二指腸切除」を意味します。膵頭部に腫瘍が発生した場合に選択される術式です。膵頭部には十二指腸、胆管などが複雑に集中して存在しており、まるで高速道路のジャンクションのようになっています。したがって、腫瘍の存在する膵頭部だけを切除することはできず、**十二指腸、胆管なども一緒に切除**する必要があります。具体的には、十二指腸（場合によっては胃の一部も）、膵頭部（およそ3分の1の膵臓）、胆管、胆嚢までを切除します（図3左）。

切除が終了しても、そのままでは終われません。食べ物の通り道（胃、小腸）、膵液の通り道（膵臓）、胆汁の通り道（胆管）が分断されているからです。これらを再開通させる作業（再建）が必要です（図3中央）。再建方法にはいくつかの種類がありますが、筆者の施設ではChild変法再建と呼ばれる方法を用いています。具体的には、小腸の断端を挙上して膵臓、胆管と吻合し、最後に胃と吻合する方法です（図3右、図4）。

このように切除する臓器が多く、再建も複雑なため、PDは**消化器外科手術のなかでは最も難易度が高く、時間がかかる術式**として知られています。施設や術者による差もありますが、通常は6～8時間かかることが多い、いわゆる大手術です。

一般的に、皮下脂肪が厚くても内臓脂肪は少ない女性のほうが手術時間は短く、内臓脂肪型肥満の多い男性は手術時間が長くなる傾向があります。以前は、術後合併症の頻度が高く、手術関連死亡率も高いと報告されていましたが、近年では症例の多い施設（high volume centerといわれます）で手術を行うと死亡率はきわめて低く、0％に近いと考えられています。

手術による退院後の障害（晩期合併症）として知られているものには、膵外分泌機能低下から生

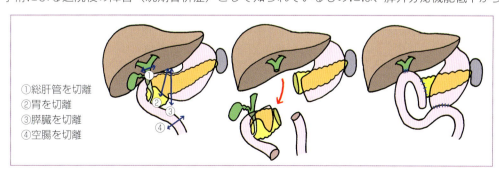

①総肝管を切離
②胃を切離
③膵臓を切離
④空腸を切離

図3 ■ PDによる臓器の切除（左）、吻合（中央）、Child変法再建術（右）

じる**下痢や脂肪肝**、内分泌機能低下から生じる**糖尿病**があります。十二指腸がなくなって胃の機能が低下する影響で、食事量の低下から生じる体重減少、胆管空腸吻合を通して腸管内細菌が胆管内に逆流することで発生する胆管炎なども代表的な晩期合併症です。

しかしこれらの合併症は、手術を受けた人すべてに発生するわけではありません。また仮に発生しても、受診してもらって適切に対応すると、いずれも重大な事態にはならないものがほとんどです。負担の大きな術式であるため、患者さんや家族は心配することが多いですが、このような説明をして十分に納得してもらったうえで手術を受けてもらうことが重要です。

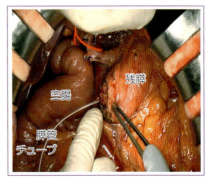

図4 ■ Child変法再建術の実際
残膵と空腸を吻合する直前。主膵管内には膵管チューブが挿入されている。

やってみよう！治療後のケア

❶ 合併症に注意しよう！

合併症は多種多様です。代表的なものとして、膵液漏、胆汁漏（頻度は低い）、胃が動かなくなることで食べられなくなる胃内容排出遅延、出血（頻度は低い）、感染（創、腹腔内）などが挙げられます。このなかで**最も頻度が高く、重症化する危険性が最も高いのは、やはり膵液漏**です。

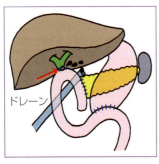

胆汁漏。発生頻度は低い。胆管空腸吻合部から胆汁が漏れる。通常は、ドレナージがよければ自然治癒する。

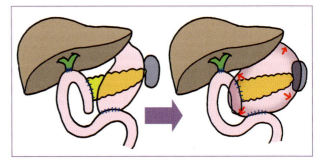

胃内容排出遅延。胃の動きが悪くなり、食べ物が停滞する。残胃が拡張し、嘔吐の原因となる。

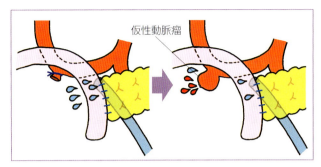

膵液漏のドレナージが悪いと、漏れた膵液が周囲の動脈壁を溶かし、仮性動脈瘤を形成する。これが、術後出血の原因となる。
仮性動脈瘤は胃十二指腸動脈結紮部に発生する頻度が高いが、脆弱化した肝動脈壁に発生する場合もある。

2 合併症に適切に対応しよう！

　膵液漏、胆汁漏、腹腔内感染（膿瘍）については、手術時に留置されているドレーンの排液性状に注意することが重要です。膵液漏の排液は、最初は比較的サラサラしていますが、**時間とともに粘稠度が増します**。サラサラしている時期には、漏れた膵液が腹腔内に貯留して困ることは少ないですが、時間とともにネバネバしてくるとドレーンが閉塞します。ドレナージ不良から発熱をきたすことが多いので、注意が必要です。

　ドレーン排液の量が急激に減ったとき、発熱を認めたときは、CT検査でドレナージ不良の有無を確認する必要があります。ドレナージ不良が確認されたときは、ドレーンを新しいものに交換したり、新たなドレーンを追加して汚い液体を体外に排出する処置を行う必要があります。

　このような処置がうまくいかずに重症化すると、膵液が周囲の動脈壁を溶かして**仮性動脈瘤を形成し、大出血の原因**となります。いずれにしても、膵液漏ではドレナージを適切に行い、膵液の流出が自然に止まるのを待たなければなりません。治癒するには、通常1～2カ月かかります。

　また、注意すべき合併症に胃内容排出遅延があります。十二指腸の切除によって胃を運動させるホルモンが出なくなることや胃の血流障害など、提唱される原因はさまざまです。胃内容排出遅延が生じると、食べられなくなります。もっとも、胃にはそれなりのキャパシティーがあるので、食べ始めて数日は食べられます。食欲旺盛な人は、ダメと言ってもたくさん食べます。しかし、この合併症では胃に入った食べ物が腸に流れていかないので、**食べると（食べすぎると）胃がパンパンになって、吐きます**。嫌な思いをする合併症には違いありませんが、不思議なことに1カ月くらい経つと自然によくなって食べられるようになります。

3 患者さんが安心できる説明をしよう！

　膵液漏にしても胃内容排出遅延にしても、なってしまったものは仕方ありません。**大切なことは、しっかり治すこと**です。適切な治療（ドレナージや絶食）をして、時間が経過すれば必ず治ります。この点をしっかりと説明して、患者さんに安心してもらうことが重要です。

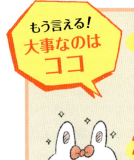

もう言える！
大事なのは
ココ

1　膵管内乳頭粘液性腫瘍（IPMN）は、膵管が拡張して粘液の袋を作る疾患で、袋を作る膵管に応じて主膵管型、分枝膵管型、混合型に分類されます。粘液腫瘍が上皮に限局する間は良性なので経過観察でよいですが、浸潤の可能性が出現すると悪性として手術が必要となります。

2　代表的な手術は、膵頭十二指腸切除術（PD）と膵体尾部脾臓切除術（DP）です。特に、PD は複雑で難易度が高い術式です。

3　PD 後の代表的合併症には、膵液漏、胃内容排出遅延がありますが、適切に治療すれば時間とともに改善します。

第4章 | しっておこう!消化器の疾患と治療

12. 膵臓の悪性疾患と治療

 共通

愛知県がんセンター中央病院 消化器外科部 医長　夏目誠治

まずはイメージ！ 膵臓の悪性疾患

①
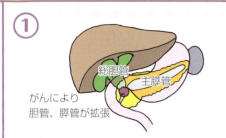

がんにより胆管、膵管が拡張

膵頭部に存在する膵がん（膵頭部がん）。手術では膵頭十二指腸切除術が必要となります。黄疸で発見されることが多く、膵体尾部がんよりは手術可能な状態で発見されることが多いです。

②
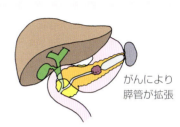

がんにより膵管が拡張

膵体部に存在する膵がん（膵体部がん）。膵体部は胃の裏側に存在するため、発見が難しく、切除不能な状態で発見されることが多いです。

③
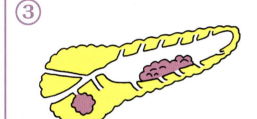

膵管内乳頭粘液性腫瘍。粘液を産生する腫瘍細胞が膵管に発生し、膵管が嚢胞状に拡張する疾患です。主膵管型は悪性となる可能性が高いとして手術されます。

④
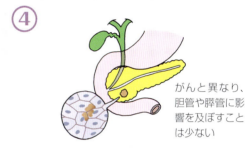

がんと異なり、胆管や膵管に影響を及ぼすことは少ない

膵神経内分泌腫瘍。膵がんほど悪性度は高くないものの、リンパ節転移や他臓器転移をきたすことがあり、悪性として扱われます。

こんな疾患！

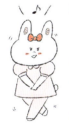

種類◆代表的なものは膵がんです。悪性度がきわめて高いことはご存知でしょう。また、膵がんほど悪性度は高くありませんが、神経内分泌腫瘍（neuroendocrine tumor；NET）、膵管内乳頭粘液性腫瘍の一部（「11. 膵臓の良性疾患と治療」参照）などが悪性として扱われます。

適応◆膵臓の悪性疾患に対する治療の第1選択は手術です。ただし残念なことに、膵がんなどの悪性度が高い疾患では、発見された段階で手術が行えない患者さんが多いのも現状です。具体的には、転移がある（肝臓や肺、腹膜など）場合や、局所の病気が進行しすぎていてすべて切除しきれない場合などです。筆者の施設では、受診された膵がん患者さんの約70%が手術を行えない状態でした（2012～2017年）。このような場合には、抗がん剤治療（化学療法）が第1選択となります。

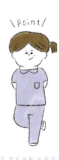

膵がんってどんな疾患？

1. 症状は？

　膵がんは膵臓内を走向する膵管から発生し、周囲に浸潤する浸潤性膵管がんを代表とする疾患です。膵頭部に発生すると膵頭部がん、尾部に発生すると膵尾部がんです。膵頭部に発生したものは解剖学的な位置関係から胆管に浸潤しやすく、**黄疸で発見されることが多いのが特徴**です。黄疸といっても体が黄色くなるだけでなく、尿の黄染や便が白くなる（胆汁が便に混じらないため）ことなどで気付く患者さんもいます。

　膵体部がんや膵尾部がんは、症状が出にくいことが特徴です。膵頭部がんのように黄疸になることがなく、進行するまでは痛みが出現することも、食欲に影響することもありません。したがって、一般的に膵体部がんや膵尾部がんは、膵頭部がんと比較すると進行した状態で発見されることが多く、**診断時に手術できない患者さんが多いことが特徴**です。

　いずれにせよ、膵がんは進行が早く、転移しやすい疾患です。転移する臓器としては肝臓が最多であり、腹膜、肺、リンパ節など、多岐にわたります。当然、手術できない状態で発見される患者さんより、手術できる患者さんのほうが予後はよいですが、切除後の成績も決して良好とはいえません。近年は、切除を行い、**術後半年間の化学療法（S-1内服）を行う**ことが標準治療となっています。

2. 検査法は？

　血液検査では腫瘍マーカーの値のうち、特にCA19-9が上昇することが多いですが、必ずしもすべての患者さんに当てはまるわけではありません。前述したように、膵頭部がんで黄疸がある患者さんであれば、血清ビリルビン値やアルカリフォスファターゼ値が上昇しますが、体尾部がんでは上昇することはありません。

　やはり、検査の主体は画像検査となります。診断に最も有用なのは**造影CT検査**です。膵臓の中に腫瘍が描出されることで診断され、周囲の重要な血管へ浸潤しているかどうか、リンパ節転移があるかどうか、他臓器転移があるかどうかなど、得られる情報はたくさんあります（図1）。ただし、CT（computed tomography）も万能ではありません。膵がんはそもそも血流が悪い腫瘍なので、造影剤を用いたCTでも必ずしも診断できるわけではなく、判断に迷うケースも少なくありません。腹部超音波検査も有用な検査ですが、膵臓は胃の裏側にあるため胃のガスの影響で、特に膵体部や膵尾部の描出があまりよくありません。

　その点、**超音波内視鏡検査**（endoscopic ultrasonography；EUS）は、膵臓に最も近い臓器である胃や十二指腸まで内視鏡を挿入し、そこから膵臓に直接エコーを当てることができるので、局所の診断においてはきわめて有用です（図2）。さらに、胃がんや大腸がんでは当然のように行われている術前の組織診断（生検）もEUSを用いて行うことができます。

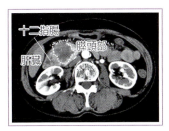

図1■膵頭部がんのCT画像
白点線で囲まれた部分が腫瘍。

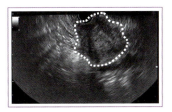

図2■膵頭部がんの
　　　超音波内視鏡画像
白点線で囲まれた部分が腫瘍。

　EUSを用いた組織診断は、**超音波内視鏡下穿刺吸引法**（endoscopic ultrasound-guided fine needle aspiration；EUS-FNA）と呼ばれる検査です。超音波内視鏡を用いて、胃あるいは十二指腸から細い針を腫瘍に刺して吸引することで、細胞や組織を採取して良性か悪性かの診断を行います。確実に診断をつけるという点ではよい検査ですが、針を刺すことによってがん細胞が散らばる（播種）可能性を危惧して、行わない施設もあります。

　そのほかの検査としては、膵管とがんの位置関係を把握する目的で、MRCP（magnetic resonance cholangio pancreatography）が行われることもあります。

3. 治療適応は？

　転移がなく、重要な血管（腹腔動脈や上腸間膜動脈など）に浸潤していなければ**手術治療が第1選択**となります。膵頭部であれば膵頭十二指腸切除術（pancreatoduo denectomy；PD）、体尾部であれば膵体尾部脾臓切除術（distal pancreatectomy；DP）が行われます。転移があったり、重要な血管への浸潤が明らかな場合は、**化学療法**が選択されます。

> **先輩のこっそりPOINT！**
> 膵がんは進行が早く、予後不良な疾患です。発見が難しいことから、疑わしい症例にはCT、EUS、MRCPなどを行い、徹底的に検査します。切除可能であっても、手術単独で治癒させることは難しく、術後に化学療法を行うことが推奨されています。

膵がんはこう治療する！

治療の流れ

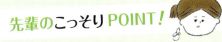

膵頭十二指腸切除術 or 膵体尾部脾臓切除術 など　または　化学療法

膵がんは切除できても必ず治癒するわけではなく、術後の化学療法を行ってさえ再発が多い疾患です。しかし、==根治や長期生存は切除でしか得ることができません==。したがって、切除可能な患者さんには手術を第1選択としてお勧めします。代表的な手術術式には、膵頭十二指腸切除術と膵体尾部膵臓切除術があります。以後の内容は前項の「11. 膵臓の良性疾患と治療」と完全に重複します。前項では膵頭十二指腸切除術について説明したので、ここでは膵体尾部膵臓切除術について詳述します。これは決して、==良性に対しては膵頭十二指腸切除術、悪性に対しては膵体尾部膵臓切除術というわけではないことを誤解のないようにしてください==。

外科　膵体尾部膵臓切除術（distal pancreatectomy；DP）

　distalとは「遠位」という意味で、膵体尾部の別名です。では近位（proximal）は「膵頭部」と思ったあなた。鋭い。正解です。手術に要する時間は、通常は3時間前後です。一般的な膵体尾部切除では、==脾臓も一緒に切除==します。

　膵臓と脾臓の近くを走向する代表的な血管は、動脈であれば脾動脈、静脈であれば脾静脈です（図3）。脾動脈は腹腔動脈から脾臓に向かう太い動脈です。終点は脾臓ですが、途中で膵臓に細かい枝を何本も出します。これを新幹線でたとえると、東京（膵臓）から博多（脾臓）に向かうまでの間に、名古屋や新大阪といった駅（血管の枝）があるのと同じです。脾静脈は脾臓から戻る血液が門脈に流入します。血液の流れは当然、動脈と静脈で逆向きです（動脈は終点が脾臓、静脈は始点が脾臓）。

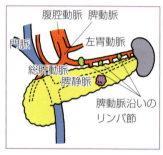

図3 ■ 膵臓と脾臓、血管の位置

　膵がんは進行に伴って、腫瘍のある部位のみならず、周囲のリンパ節にまで転移します。転移しやすい部分は脾動脈沿いのリンパ節であり、手術では==この部分をしっかり取り除く（郭清する）==必要があります。そのため、膵がんに対する膵体尾部切除では、リンパ節郭清の目的で脾動脈を切離することが多く、結果的に脾臓も同時に切除することが一般的です（図4）。一方、リンパ節郭清の必要がないような疾患（悪性度が低い病気）の際には脾動脈を切離する必要がなく、==脾臓を温存して膵体尾部だけを切除==することも行われます。

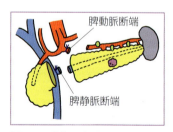

図4 ■ 膵体尾部膵臓切除術
がんを含む膵体尾部膵臓が切除されたシェーマ。脾動脈、脾静脈が切離されている。

　前項で説明した膵頭十二指腸切除術の際には、残った膵臓（膵体尾部）を空腸と吻合する再建が必要でした。しかし、膵体尾部膵臓切除術では、残った膵臓（膵頭部）の内部を走向する膵管内の膵液は、（膵断端ではなく）十二指腸乳頭の方向に流れるので、==膵==

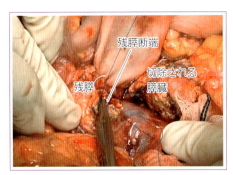

図5 ■ 膵体部がんに対する膵体尾部脾臓切除術の術中写真
膵臓の断端は縫合糸で閉鎖されている。

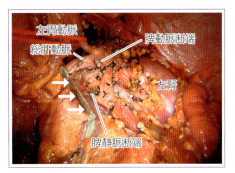

図6 ■ 膵体部がんに対する膵体尾部脾臓切除術後の術中写真
進行がんであり、左副腎が合併切除されている。膵臓の断端はステイプラーで閉鎖されている（⇨）。

断端は再建しないことが一般的です。

しかし、矛盾するようですが、それでも膵断端から膵液は流出するので、術後膵液漏にはなります。そのため、膵液漏を予防する目的で、膵断端は縫合糸で縫合したり（図5）、医療用ステイプラーで閉鎖したりします（図6）。術後に膵液漏を診断し、ドレナージ治療をする目的で膵断端近傍にはドレーンが挿入されます。

やってみよう！治療後のケア

1 合併症に適切に対応しよう！

代表的な合併症は膵液漏です。ほかに創の感染、出血などがあります。

膵液漏では、ドレーン排液の性状が経過日数によって変化します。早期であれば、**赤ワイン色と称される濃い褐色**（赤＋黒＋褐色＋微妙なテカリ）となります。時間が経過すると、モロモロとしたカスが混じるようになります。これは、膵液の強い融解作用によって周囲の脂肪や結合組織が溶かされた影響と考えられます。最終的に感染が加わると膿となったり、腸液が混じって緑色になります。

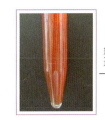
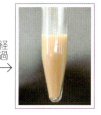

膵液漏（術後早期）。赤ワイン色。　膵液漏。感染して膿になっている。

膵液漏は治癒に時間がかかります。その理由は、膵液が周囲の脂肪や組織を溶かすことでドレー

ンからの排液がネバネバになり、有効なドレナージが難しいことにあります。つまり、ネバネバした排液でドレーンが閉塞したり、たとえよい位置にドレーンが留置してあってもうまく排液できないのです。また、大腸の縫合不全とは異なり、再手術で人工肛門を造るという代替の方法がありません。どれだけ治癒に時間がかかっても、**ドレナージで自然治癒を待つ**ことが一般的です。

　さて、膵液漏ではドレーン交換という処置が必要となります。手術の際に留置したドレーンは**排出されるネバネバの膵液によって閉塞してくる**からです。初回の交換は通常、術後10日〜2週間前後で行います。それ以後は、週1回のペースで交換を続け、X線で確認しながらドレーンを最適な位置に修正します。このドレーン交換を何回か繰り返すと、最終的には自然治癒という形で膵液漏は治ります。

　「治らないこともあるの？」とよく聞かれますが、ドレナージさえしっかりされていれば、基本的には治ります。ただし、患者さんからすると、「いつ治るかわからない」「体は元気で、ご飯も食べられるのにドレーンだけ抜けない」という膵液漏特有の状況が、**かなり精神的ストレスとなります**。外科医にとっては、言いかたは悪いですが、「ときどき発生する膵液漏」「だいたい、いつも待っていれば治る」「ドレナージさえされていれば熱が出るわけでもないから、慌てる必要がない」という認識があり、患者さんの不安を上手に解消できないケースが多々あります。

2 患者さんの不安に対する説明をしよう！

　患者さんは術後合併症の不安を主治医にぶつけるよりも、その日その日の担当看護師に話すことが圧倒的に多いようです。**もし、そのような不安やストレスを聞いたら、以下のように話すとよいでしょう。**

　「膵液漏はこの手術の術後合併症として、決して珍しいものではありません。いつ治るかわからないというのは、大きなストレスだと思います。しかし、皆さん、適切な治療を行えば最終的には（自然に）治ります。詳しい説明がお聞きになりたければ、先生にお伝えしますよ」。

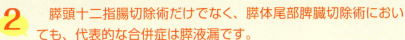

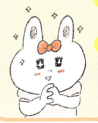

1 膵がんは悪性度が高いうえに、解剖学的に発見が難しい疾患なので、発見された段階で手術ができない患者さんの割合のほうが多いです。切除が可能であれば、膵頭十二指腸切除術あるいは膵体尾部脾臓切除術が選択され、切除ができない症例に対しては化学療法が選択されます。

2 膵頭十二指腸切除術だけでなく、膵体尾部脾臓切除術においても、代表的な合併症は膵液漏です。

3 膵液漏患者さんは、なかなか治らないことへの不安を持つことが多いです。①決して珍しい合併症ではないこと、②再手術でなくドレナージによる自然治癒を目指すこと、③適切な治療が行われていれば治ることの3点を説明することがポイントです。

このたびは本増刊をご購読いただき、誠にありがとうございました。編集部では、今後も皆様のお役に立てる増刊の刊行をめざしてまいります。読者の皆様のご要望、本書に関するご意見・ご感想など、編集部（e-mail：syokaki@medica.co.jp）までお寄せください。

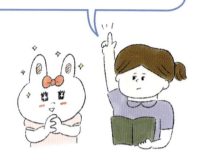

Syokaki Nursing
The Japanese Journal of Gastroenterology Nursing
消化器ナーシング2019年春季増刊（通巻310号）

先輩が教える"現場のヒント"が満載！
図解でイメトレ！
消化器外科・内科病棟 はじめてさんのケアマニュアル

2019年4月5日発行	監　修	斉田芳久
	発行人	長谷川素美
	編集担当	糸井桃子　深見佳代　瀧本真弓　山田美登里　井奥享子
	編集協力	有限会社メディファーム
		ぽっと舎 大西寿男
	発行所	株式会社メディカ出版
		〒532-8588　大阪市淀川区宮原3-4-30ニッセイ新大阪ビル16F
		（編集）tel 06-6398-5048
		（お客様センター）tel 0120-276-591
		（広告窓口／総広告代理店）株式会社メディカ・アド　tel 03-5776-1853
		URL　https://www.medica.co.jp
		e-mail：syokaki@medica.co.jp
	組版	株式会社明昌堂
	印刷製本	株式会社シナノパブリッシングプレス
	Printed and bound in Japan	

定価（本体4,000円＋税）
ISBN978-4-8404-6719-3

- 無断転載を禁ず
- 乱丁・落丁がありましたらお取り替えいたします
- 本誌に掲載する著作物の複製権・翻訳権・翻案権・上映権・譲渡権・公衆送信権（送信可能化権を含む）は株式会社メディカ出版が保有します
- JCOPY〈（社）出版者著作権管理機構 委託出版物〉　本書の無断複写は著作権法上での例外を除き禁じられています。複写される場合は、そのつど事前に、（社）出版者著作権管理機構（電話 03-5244-5088、FAX 03-5244-5089、e-mail：info@jcopy.or.jp）の許諾を得てください